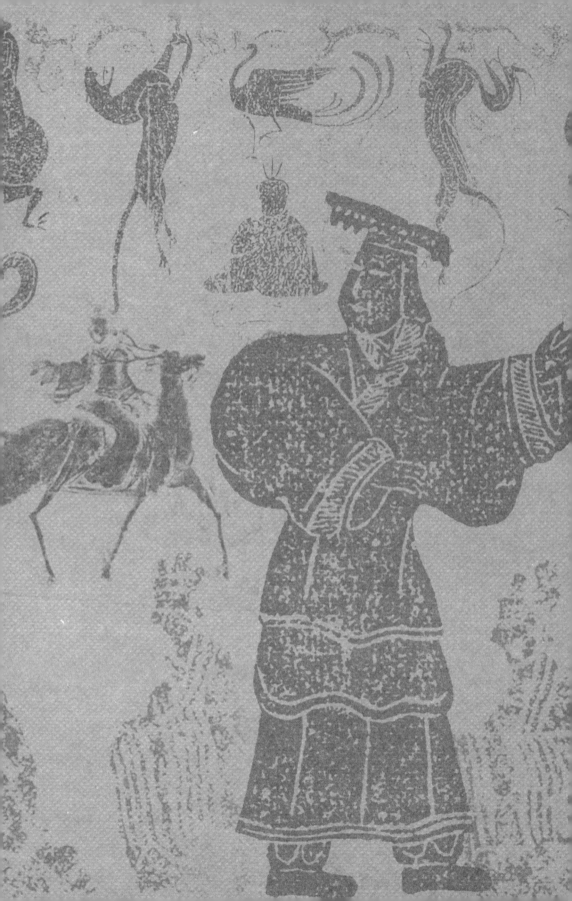

中国古医籍整理丛书

医寄伏阴论

清·田宗汉　著

张琳叶　焦振廉　校注

中国中医药出版社
·北　京·

图书在版编目（CIP）数据

医寄伏阴论/（清）田宗汉著；张琳叶，焦振廉校注．—北京：中国中医药出版社，2015.12

（中国古医籍整理丛书）

ISBN 978-7-5132-2408-6

Ⅰ.①医… Ⅱ.①田… ②张…③焦… Ⅲ.①温病学说-古籍-汇编-中国-清代 Ⅳ.①R254.2

中国版本图书馆 CIP 数据核字（2015）第 030694 号

中国中医药出版社出版
北京市朝阳区北三环东路 28 号易亨大厦 16 层
邮政编码　100013
传真　010 64405750
三河鑫金马印装有限公司印刷
各地新华书店经销

*

开本 710×1000　1/16　印张 8.75　字数 40 千字
2015 年 12 月第 1 版　2015 年 12 月第 1 次印刷
书　号　ISBN 978-7-5132-2408-6

*

定价　28.00 元
网址　www.cptcm.com

国家中医药管理局
中医药古籍保护与利用能力建设项目
组织工作委员会

主 任 委 员 王国强

副 主 任 委 员 王志勇 李大宁

执 行 主 任 委 员 曹洪欣 苏钢强 王国辰 欧阳兵

执行副主任委员 李 昱 武 东 李秀明 张成博

委 员

各省市项目组分管领导和主要专家

（山东省）武继彪 欧阳兵 张成博 贾青顺

（江苏省）吴勉华 周仲瑛 段金廒 胡 烈

（上海市）张怀琼 季 光 严世芸 段逸山

（福建省）阮诗玮 陈立典 李灿东 纪立金

（浙江省）徐伟伟 范永升 柴可群 盛增秀

（陕西省）黄立勋 呼 燕 魏少阳 苏荣彪

（河南省）夏祖昌 刘文第 韩新峰 许敬生

（辽宁省）杨关林 康廷国 石 岩 李德新

（四川省）杨殿兴 梁繁荣 余曙光 张 毅

各项目组负责人

王振国（山东省） 王旭东（江苏省） 张如青（上海市）

李灿东（福建省） 陈勇毅（浙江省） 焦振廉（陕西省）

蔡永敏（河南省） 鞠宝兆（辽宁省） 和中浚（四川省）

前　言

　　中医药古籍是传承中华优秀文化的重要载体，也是中医学传承数千年的知识宝库，凝聚着中华民族特有的精神价值、思维方法、生命理论和医疗经验，不仅对于传承中医学术具有重要的历史价值，更是现代中医药科技创新和学术进步的源头和根基。保护和利用好中医药古籍，是弘扬中国优秀传统文化、传承中医学术的必由之路，事关中医药事业发展全局。

　　1949 年以来，在政府的大力支持和推动下，开展了系统的中医药古籍整理研究。1958 年，国务院科学规划委员会古籍整理出版规划小组在北京成立，负责指导全国的古籍整理出版工作。1982 年，国务院古籍整理出版规划小组召开全国古籍整理出版规划会议，制定了《古籍整理出版规划（1982—1990）》，卫生部先后下达了两批 200 余种中医古籍整理任务，掀起了中医古籍整理研究的新高潮，对中医文化与学术的弘扬、传承和发展，发挥了极其重要的作用，产生了不可估量的深远影响。

　　2007 年《国务院办公厅关于进一步加强古籍保护工作的意见》明确提出进一步加强古籍整理、出版和研究利用，以及

"保护为主、抢救第一、合理利用、加强管理"的方针。2009年《国务院关于扶持和促进中医药事业发展的若干意见》指出，要"开展中医药古籍普查登记，建立综合信息数据库和珍贵古籍名录，加强整理、出版、研究和利用"。《中医药创新发展规划纲要（2006—2020）》强调继承与创新并重，推动中医药传承与创新发展。

2003~2010年，国家财政多次立项支持中国中医科学院开展针对性中医药古籍抢救保护工作，在中国中医科学院图书馆设立全国唯一的行业古籍保护中心，影印抢救濒危珍本、孤本中医古籍1640余种；整理发布《中国中医古籍总目》；遴选351种孤本收入《中医古籍孤本大全》影印出版；开展了海外中医古籍目录调研和孤本回归工作，收集了11个国家和2个地区137个图书馆的240余种书目，基本摸清流失海外的中医古籍现状，确定国内失传的中医药古籍共有220种，复制出版海外所藏中医药古籍133种。2010年，国家财政部、国家中医药管理局设立"中医药古籍保护与利用能力建设项目"，资助整理400余种中医药古籍，并着眼于加强中医药古籍保护和研究机构建设，培养中医古籍整理研究的后备人才，全面提高中医药古籍保护与利用能力。

在此，国家中医药管理局成立了中医药古籍保护和利用专家组和项目办公室，专家组负责项目指导、咨询、质量把关，项目办公室负责实施过程的统筹协调。专家组成员对古籍整理研究具有丰富的经验，有的专家从事古籍整理研究长达70余年，深知中医药古籍整理研究的重要性、艰巨性与复杂性，履行职责认真务实。专家组从书目确定、版本选择、点校、注释等各方面，为项目实施提供了强有力的专业指导。老一辈专家的学术水平和智慧，是项目成功的重要保证。项目承担单位山东中医药大学、南京中医药大学、上海中医药大学、福建中医药大学、浙江省中医药研究院、陕西省中医药研究院、河南省中医药研究院、辽宁中医药大学、成都中医药大学及所在省市中医药管理部门精心组织，充分发挥区域间互补协作的优势，并得到承担项目出版工作的中国中医药出版社大力配合，全面推进中医药古籍保护与利用网络体系的构建和人才队伍建设，使一批有志于中医学术传承与古籍整理工作的人才凝聚在一起，研究队伍日益壮大，研究水平不断提高。

本着"抢救、保护、发掘、利用"的理念，该项目重点选择近60年未曾出版的重要古医籍，综合考虑所选古籍的保护价值、学术价值和实用价值。400余种中医药古籍涵盖了医经、基础理论、诊法、伤寒金匮、温病、本草、方书、内科、外科、女科、儿科、伤科、眼科、咽喉口齿、针灸推拿、养生、医案医话医论、医史、临证综合等门类，跨越唐、宋、金元、明以迄清末。全部古籍均按照项目办公室组织完成的行业标准《中医古籍整理规范》及《中医药古籍整理细则》进行整理校注，绝大多数中医药古籍是第一次校注出版，一批孤本、稿本、抄本更是首次整理面世。对一些重要学术问题的研究成果，则集中收录于各书的"校注说明"或"校注后记"中。

"既出书又出人"是本项目追求的目标。近年来，中医药古籍整理工作形势严峻，老一辈逐渐退出，新一代普遍存在整理研究古籍的经验不足、专业思想不坚定等问题，使中医古籍整理面临人才流失严重、青黄不接的局面。通过本项目实施，搭建平台，完善机制，培养队伍，提升能力，经过近5年的建设，锻炼了一批优秀人才，老中青三代齐聚一堂，有效地稳定了研究队伍，为中医药古籍整理工作的开展和中医文化与学术的传承提供必备的知识和人才储备。

本项目的实施与《中国古医籍整理丛书》的出版，对于加强中医药古籍文献研究队伍建设、建立古籍研究平台，提高古籍整理水平均具有积极的推动作用，对弘扬我国优秀传统文化，推进中医药继承创新，进一步发挥中医药服务民众的养生保健与防病治病作用将产生深远影响。

第九届、第十届全国人大常委会副委员长许嘉璐先生，国家卫生计生委副主任、国家中医药管理局局长、中华中医药学会会长王国强先生，我国著名医史文献专家、中国中医科学院马继兴先生在百忙之中为丛书作序，我们深表敬意和感谢。

由于参与校注整理工作的人员较多，水平不一，诸多方面尚未臻完善，希望专家、读者不吝赐教。

国家中医药管理局中医药古籍保护与利用能力建设项目办公室
二〇一四年十二月

许 序

"中医"之名立，迄今不逾百年，所以冠以"中"字者，以别于"洋"与"西"也。慎思之，明辨之，斯名之出，无奈耳，或亦时人不甘泯没而特标其犹在之举也。

前此，祖传医术（今世方称为"学"）绵延数千载，救民无数；华夏屡遭时疫，皆仰之以度困厄。中华民族之未如印第安遭染殖民者所携疾病而族灭者，中医之功也。

医兴则国兴，国强则医强。百年运衰，岂但国土肢解，五千年文明亦不得全，非遭泯灭，即蒙冤扭曲。西方医学以其捷便速效，始则为传教之利器，继则以"科学"之冕畅行于中华。中医虽为内外所夹击，斥之为蒙昧，为伪医，然四亿同胞衣食不保，得获西医之益者甚寡，中医犹为人民之所赖。虽然，中国医学日益陵替，乃不可免，势使之然也。呜呼！覆巢之下安有完卵？

嗣后，国家新生，中医旋即得以重振，与西医并举，探寻结合之路。今也，中华诸多文化，自民俗、礼仪、工艺、戏曲、历史、文学，以至伦理、信仰，皆渐复起，中国医学之兴乃属必然。

迄今中医犹为国家医疗系统之辅，城市尤甚。何哉？盖一则西医赖声、光、电技术而于20世纪发展极速，中医则难见其进。二则国人惊羡西医之"立竿见影"，遂以为其事事胜于中医。然西医已自觉将入绝境：其若干医法正负效应相若，甚或负远逾于正；研究医理者，渐知人乃一整体，心、身非如中世纪所认定为二对立物，且人体亦非宇宙之中心，仅为其一小单位，与宇宙万象万物息息相关。认识至此，其已向中国医学之理念"靠拢"矣，虽彼未必知中国医学何如也。唯其不知中国医理何如，纯出其实践而有所悟，益以证中国之认识人体不为伪，亦不为玄虚。然国人知此趋向者，几人？

国医欲再现宋明清高峰，成国中主流医学，则一须继承，一须创新。继承则必深研原典，激清汰浊，复吸纳西医及我藏、蒙、维、回、苗、彝诸民族医术之精华；创新之道，在于今之科技，既用其器，亦参照其道，反思己之医理，审问之，笃行之，深化之，普及之，于普及中认知人体及环境古今之异，以建成当代国医理论。欲达于斯境，或需百年欤？予恐西医既已醒悟，若加力吸收中医精粹，促中医西医深度结合，形成21世纪之新医学，届时"制高点"将在何方？国人于此转折之机，能不忧虑而奋力乎？

予所谓深研之原典，非指一二习见之书、千古权威之作；就医界整体言之，所传所承自应为医籍之全部。盖后世名医所著，乃其秉诸前人所述，总结终生行医用药经验所得，自当已成今世、后世之要籍。

盛世修典，信然。盖典籍得修，方可言传言承。虽前此50余载已启医籍整理、出版之役，惜旋即中辍。阅20载再兴整理、出版之潮，世所罕见之要籍千余部陆续问世，洋洋大观。

今复有"中医药古籍保护与利用能力建设"之工程，集九省市专家，历经五载，董理出版自唐迄清医籍，都400余种，凡中医之基础医理、伤寒、温病及各科诊治、医案医话、推拿本草，俱涵盖之。

噫！璐既知此，能不胜其悦乎？汇集刻印医籍，自古有之，然孰与今世之盛且精也！自今而后，中国医家及患者，得览斯典，当于前人益敬而畏之矣。中华民族之屡经灾难而益蕃，乃至未来之永续，端赖之也，自今以往岂可不后出转精乎？典籍既蜂出矣，余则有望于来者。

谨序。

第九届、十届全国人大常委会副委员长

许嘉璐

二〇一四年冬

王 序

中医学是中华民族在长期生产生活实践中，在与疾病作斗争中逐步形成并不断丰富发展的医学科学，是中国古代科学的瑰宝，为中华民族的繁衍昌盛作出了巨大贡献，对世界文明进步产生了积极影响。时至今日，中医学作为我国医学的特色和重要医药卫生资源，与西医学相互补充、相互促进、协调发展，共同担负着维护和促进人民健康的任务，已成为我国医药卫生事业的重要特征和显著优势。

中医药古籍在存世的中华古籍中占有相当重要的比重，不仅是中医学术传承数千年最为重要的知识载体，也是中医为中华民族繁衍昌盛发挥重要作用的历史见证。中医药典籍不仅承载着中医的学术经验，而且蕴含着中华民族优秀的思想文化，凝聚着中华民族的聪明智慧，是祖先留给我们的宝贵物质财富和精神财富。加强对中医药古籍的保护与利用，既是中医学发展的需要，也是传承中华文化的迫切要求，更是历史赋予我们的责任。

2010 年，国家中医药管理局启动了中医药古籍保护与利用能力建设项目。这既是传承中医药的重要工程，也是弘扬优秀民族文化的重要举措，不仅能够全面推进中医药的有效继承和创新发展，为维护人民健康做出贡献，也能够彰显中华民族的璀璨文化，为实现中华民族伟大复兴的中国梦作出贡献。

相信这项工作一定能造福当今，嘉惠后世，福泽绵长。

国家卫生与计划生育委员会副主任

国家中医药管理局局长

中华中医药学会会长

王国强

二〇一四年十二月

马 序

新中国成立以来，党和国家高度重视中医药事业发展，重视古籍的保护、整理和研究工作。自1958年始，国务院先后成立了三届古籍整理出版规划小组，分别由齐燕铭、李一氓、匡亚明担任组长，主持制订了《整理和出版古籍十年规划（1962—1972）》《古籍整理出版规划（1982—1990）》《中国古籍整理出版十年规划和"八五"计划（1991—2000）》等，而第三次规划中医药古籍整理即纳入其中。1982年9月，卫生部下发《1982—1990年中医古籍整理出版规划》，1983年1月，中医古籍整理出版办公室正式成立，保证了中医古籍整理出版规划的实施。2002年2月，《国家古籍整理出版"十五"（2001—2005）重点规划》经新闻出版署和全国古籍整理出版规划领导小组批准，颁布实施。其后，又陆续制定了国家古籍整理出版"十一五"和"十二五"重点规划。国家财政多次立项支持中国中医科学院开展针对性中医药古籍抢救保护工作，文化部在中国中医科学院图书馆专门设立全国唯一的行业古籍保护中心，国家先后投入中医药古籍保护专项经费超过3000万元，影印抢救濒危珍、善、孤本中医古籍1640余种，开展了海外中医古籍目录调研和孤本回归工作。2010年，国家财政部、国家中医药管理局安排国家公共卫生专项资金，设立了"中医药古籍保护与利用能力建设项目"，这是继1982～1986年第一批、第二批重要中医药古籍整理之后的又一次大规模古籍整理工程，重点整理新中国成立后未曾出版的重要古籍，目标是形成并普及规范的通行本、传世本。

为保证项目的顺利实施，项目组特别成立了专家组，承担咨询和技术指导，以及古籍出版之前的审定工作。专家组中的许多成员虽逾古稀之年，但老骥伏枥，孜孜不倦，不仅对项目进行宏观指导和质量把关，更重要的是通过古籍整理，以老带新，言传身教，培养一批中医药古籍整理研究的后备人才，促进了中医药古籍保护和研究机构建设，全面提升了我国中医药古籍保护与利用能力。

作为项目组顾问之一，我深感中医药古籍保护、抢救与整理工作的重要性和紧迫性，也深知传承中医药古籍整理经验任重而道远。令人欣慰的是，在项目实施过程中，我看到了老中青三代的紧密衔接，看到了大家的坚持和努力，看到了年轻一代的成长。相信中医药古籍整理工作的将来会越来越好，中医药学的发展会越来越好。

欣喜之余，以是为序。

中国中医科学院研究员

马继兴

二〇一四年十二月

校注说明

　　《医寄伏阴论》，分上、下两卷，清代田宗汉所著，温病学专著。

　　田宗汉（1839—1906），字云槎，号瀛峤，湖北汉川人。幼习经史，旁通天星、地舆、兵家等学，曾任职兵部，后归里隐于医，专攻岐黄。平素专心研究医籍，对《伤寒》《金匮》等医典颇有心得，临床用药精炼，医术较精，治病多验，并在总结前人经验的基础上有所创新，著有医书8种，汇编为《医寄》。

　　《医寄伏阴论》提出了"伏阴病"，创立了"伏阴学说"，认为是病为寒湿阴邪伏匿而发，治疗以辛温通阳之四逆汤、白通汤、理中汤等经方为主，配合外敷方、切合病证自拟方，灵活化裁。此书丰富了中医学术内容，扩展了中医诊疗方法，完善了中医辨证理论体系，对于现代中医临床有一定的指导作用。

　　《医寄伏阴论》现存有清光绪十四年（1888）田氏自刻本，是为初刻本，刊行于清光绪十七年（1891）。光绪三十三年（1907），江宁府署重刊，为铅印本，是为重刻本。民国间曹炳章将《医寄伏阴论》辑入《中国医学大成》，是为《中国医学大成》本。裘庆元将之辑入《珍本医书集成》，是为《珍本医书集成》本。

此次整理，以清光绪十四年（1888）著者自刻本为底本，以清光绪三十三年（1907）铅印本（简称"丁未本"）为主校本，以《中国医学大成》本（简称"大成本"）、《珍本医书集成》本（简称"集成本"）为参校本。他校文献如《医宗金鉴》等，取通行本。校勘以对校为主，参用本校、他校，谨慎使用理校。兹将校注有关情况说明如下：

1. 采用现代标点方法，对原书进行标点。

2. 原书中繁体字改为规范简化字。

3. 原书中一般笔画之误，如"己""已"不分等，予以径改，不出校。

4. 原书中的异体字、古字、俗写字，以规范简化汉字律齐，不出注。

5. 原书中的通假字，保留原字，于首见处出注说明。

6. 原书中的药物异名予以保留。

7. 原书中可以确认的讹字，有校本可据者，据校本改；无校本可据者，据文义或文例改。

8. 原书中可以确认的脱文，有校本可据者，据校本补；无校本可据者，据文义补。

9. 原书字词无误而校本义胜或有参考意义者，酌情出校。

10. 原书中文字有疑义，无校本可据，是非难定者，出校存疑。

11. 原书邹莲舫序、卢肃卿序无标题，关棠叙、黄良辉序、黄世崇序分别题为"叙""序""序",今统一以"某序（叙）"为题。原书周宗槐跋无标题，今补"周宗槐跋"为题。

12. 原书无总目，各卷有"伏阴病目并方法"，今予保留，另提取篇题新编成总目录，置于正文前。

13. 原书中"右""左"等作方位词"上""下"义者，统一改为"上""下"。

14. 原书各卷卷题下有"汉川田宗汉云槎著"字样，卷末有"医寄伏阴论卷某"字样，今一并删去。

15. 原书凡例各段始有"一"字样，今统一删去。

16. 原书中字词疑难或生疏者，予以简注或简注并注音。

17. 原书中明引前代文献，简注说明。其中，引用与原文无差者，用"语出"；引用与原文有出入者，用"语本"；凡称引自某书而某书不见，反见于他书者，用"语见"。

18. 原书段落中小字夹注者，今用小字另体排版。

19. 为方便读者查阅，整理了"方名索引"附于书后。

邹莲舫序

　　医国医人，异其事，不异其理。燮理阴阳①，保合太和②，措天下赤子于衽席③之上而痌瘝在抱④者，医国也；切脉望色，听声写形⑤，察肺肝，和心性，济天时人事之穷，拯一时疾苦，俾民不夭札⑥者，医人也。古人所以等良医于良相者，此也。田君瀛峤，与予至戚，生而颖异，有奇气，幼遵庭训，所读皆有用书，无不目十行，下旁通天星、地舆⑦、奇门⑧、兵家、医家之学。少年提剑走四

---

　　① 燮（xiè 谢）理阴阳：喻协和治理国事。典出《尚书·周官》。

　　② 保合太和：保持天下太平。典出《周易·乾卦·彖传》。太和，太平。

　　③ 衽席：指太平安居。

　　④ 痌瘝（tōngguān 通关）在抱：喻把人民的疾苦放在心上。痌瘝，苦痛。痌，同"恫"。

　　⑤ 写形：审形。此"切脉望色，听声写形"典出《史记·扁鹊仓公列传》。

　　⑥ 夭札：因病早死。

　　⑦ 地舆：地理。古时认为大地如车，能载物，因称"地舆"。见于《淮南子·原道训》。

　　⑧ 奇门：即"奇门遁甲"，古时术数的一种，称可推算人之吉凶祸福。

方，挟策①谒当路②，尝出奇计，以功获职舆图③，要隘无不在指顾间。田君者，盖志在医国，而不愿以术艺传也。惜起蹶④不常，卒不能大展其志。癸未⑤归里，寄于医，数年来析微芒，决生死，罔不灵验。应诊之暇，并以其得心应手者，著成《医寄温热审治》《伏阴论》二书。曩⑥者习见之，或不觉其异。本年夏秋，阴疫盛行，时多不识其症，死亡者相藉⑦，远近之叩请于其门者，则效如桴鼓，全活不可胜计。询其秘，则举所著《伏阴论》见示，其书类分原病、变症、死候、禁令、瘥后、比类、舌鉴七则，知君之阅历斯症者屡矣，故能洞见本原，言之凿凿。斯书也，发前人所未发，诚寿世之慈航⑧也。同时乡先生⑨张君殿春、胡君从周、毛君竹轩、邹君云舫、胡君寿堂、周君云航，均请公诸世，俾业医者知所观摩，不致有误生民。主人难之，曰：医固不易言，予之志在医乎？予之医足问

---

① 挟策：谓胸怀大智谋。明代宋濂《桂氏家乘序》："相传周末有季桢者，与其弟眭挟策以干诸侯。"

② 当路：掌权者。

③ 获职舆图：谓在兵部职方司任职。明清时兵部设职方司，掌理各省舆图（地图）、武职官之叙功、核过、赏罚、抚恤及军旅之检阅、考验等事。

④ 起蹶：指官位升黜。

⑤ 癸未：清光绪九年，即 1883 年。

⑥ 曩（nǎng 攮）：从前。

⑦ 相藉：相互枕藉，形容多。

⑧ 慈航：佛教称佛、菩萨以慈悲心救度众生脱出苦海，有如舟航，因称。

⑨ 乡先生：在乡间授学的有德君子。

世乎？况所编仅偏端，不过聊寄吾意耳，管窥蠡测①，敢云尽善？坚不许。适有客解曰：寄之义大矣，达则国事寄，穷则道义寄，君既以寄名篇，不欲虚所寄矣。况民生为国之本，是书出，而民生有所寄，医人岂异于医国哉？猥②以不显于时而等于蜉蝣之寄欤？二书纵不并出，《伏阴论》一书请先梓之，为医学之寄，《温热审治》姑听其寄诸箧中，亦诚愿以次而寄于世，矧③田君齿壮，志弗衰，所造益粹，古人有寄名凌烟功臣④者，他日庶几一遇耶？

光绪十四年戊子孟冬⑤姻愚弟⑥邹冲恒莲舫谨序

---

① 蠡测：以瓢测海，喻识见浅薄，用于自谦。蠡，贝壳做的瓢。

② 猥：谦辞，犹言"辱"。

③ 矧（shěn 审）：何况。

④ 凌烟功臣：唐贞观十七年（643），唐太宗为褒奖功臣，命阎立本等在太极宫凌烟阁绘长孙无忌、房玄龄等二十四功臣图，褚遂良题字，称"凌烟功臣"。

⑤ 孟冬：冬季的第一个月，即农历十月。

⑥ 姻愚弟：对儿子岳父的自称。

卢肃卿序

　　天地，人身之所寄也；身体，四肢之所寄也；五官百骸，爪甲肤发之所寄也。然则六经大道，其人之具体，而百家技流，其人之爪甲肤发乎？古之隐沦①皆有位天地、育万物、与时消息②之具，而为飞为鸣，为潜为蛰，操之人者，不可必也。至其负成人③之体，以究成物④之性，莫不俯仰上下先后而一揆⑤。瀛峤田君，姿特瑰奇，幼诵经史，百家之言，皆有所剖析。当咸同⑥多事之秋，挟策游当路，三起三蹶，自以身废不用，而爪甲肤发或不为世弃也，爰隐于医，作《医寄》，意者将寄其所寄欤？殊可惜也。

　　　　　　　　　光绪十四年戊子季冬愚弟卢维臟肃卿谨序

----

　　① 隐沦：隐者。

　　② 与时消息：随时而进退。《周易·丰卦·彖传》："日中则昃，月盈则食，天地盈虚，与时消息。"

　　③ 成人：使自己达到完善。《论语·宪问》："若臧武仲之知，公绰之不欲，卞庄子之勇，冉求之艺，文之以礼乐，亦可以为成人矣。"

　　④ 成物：使自己以外的所有人有所成就。《礼记·中庸》："诚者，非自成己而已也，所以成物也。成己，仁也；成物，知也。"

　　⑤ 揆：准则。

　　⑥ 咸同：咸丰至同治间。咸丰，清文宗年号（1851—1861）。同治，清穆宗年号（1862—1874）。

关棠叙

今年冬，棠病手足厥逆，不能自诊，身热无汗，但欲寐。自念此少阴病也，生平茹苦寒若饴，不敢决。医者皆以为时温，服药五六日，下利，欲吐不吐，心烦，病益剧。会周怡崧师遣人问疾，命主川中张济堂先生诊视，先生至，切候久，详讯所苦，索医方观之，惊曰：此少阴病也，见证似时温，当于脉细微辨之。误服寒凉，迟且不治。为处理中圆方，加生附子三钱，作汤。家人疑药峻，时棠已大悟，促煎服一剂，下断，复加减消息之，盖二十剂有奇而安。暇时忆及汉川田云槎司马①尝以所著《医寄伏阴论》二册见示，諈诿②作序，因检书，与先生共读之。先生曰：是书原本仲圣辨阴病霍乱，磪③体例，善立法，采方术，因时变通，不戾④于古，大有裨于世。惟未见全集，作单行本则犹有未尽。未几，先生赴荆门之聘，别去。会门人谢拾青来，为云槎索序。棠维⑤序者书之纲也，

---

① 司马：官名，始置于殷周时，掌军政和军赋。后世用为兵部尚书之称，田宗汉曾任职兵部，因称。

② 諈（zhuì坠）诿：嘱托。

③ 磪：同"确"。《广韵·觉韵》："确……亦作'磪'。"

④ 戾：违背。

⑤ 维：通"惟"，思。《说文通训定声·履》："维，假借为'惟'。"

古者譔述①家自为之，唐以后乃有为人作序者，亦必抉其义蕴，以著可传之实，或有一二罅漏②，亦必表而缀之，无取乎誉也。今是书之义蕴，济堂先生言矣，惜所谓作单行本有未尽者，未及与先生详考。无已，棠姑拟之。东南地下，岁常浸阴，病家湿重寒轻，若西北高亢，气寒阴，病家寒重湿轻，则苏、砂、二陈、姜、附等，分有进退，此单行本所宜缀也。《神应经》③ 曰：百会穴在顶中陷中，容豆许，去前发际五寸，后发际七寸。马元台④《注证发微》曰：发上百会五寸央⑤。王宇泰⑥《证治准绳》引汤氏曰：百会一穴，前后发际两耳尖折中乃是穴也⑦。方书所载但云顶上旋毛中，不审有双顶者，又有旋毛不正者。又《铜人》三图、《千金翼方》曰：太溪穴在足内踝后五分跟骨上动脉陷中⑧。所谓寸分，同身寸分也。上二穴载

---

① 譔述：撰述。譔，同"撰"。《集韵·獮韵》："譔，述也，通作'撰'。"

② 罅（xià 夏）漏：疏漏。

③ 神应经：针灸著作，一卷，明代陈会撰。

④ 马元台：即马莳，明代医家，字仲化，又字玄台，清人避康熙帝名讳，改为元台，会稽（今浙江绍兴）人，著有《黄帝内经素问注证发微》《黄帝内经灵枢注证发微》。

⑤ 发上百会五寸央：语见明代张三锡《经络考·督脉诸穴歌》。

⑥ 王宇泰：即王肯堂，明代医家，字宇泰，金坛（今江苏金坛）人，著有《六科证治准绳》等。

⑦ 百会……是穴也：语本《幼科证治准绳》集之二。

⑧ 太溪穴……动脉陷中：语本《铜人腧穴针灸图经》卷五、《千金翼方》卷二十六。

是书比类中，即所名伏阴病，亦有当及者。单行本采注加详，则医者知用也。济堂先生尝曰：仲景童便、猪胆汁法，用辄不效，深思其理，盖童便气味咸寒，胆汁气味苦寒，古方剂重，汁、便少，故宜，今用姜、附不过一二钱，而汁、便几于等分，是药受制也，减之太少，则又无通格拒之力。先生易水激法，用冷水一大盂，待药作汤成，即取一盅置盂内，隔水激之，数易水，趣令汤冷，顿服，使凉气外弥，温性内涵，应手得效，是又阐明仲景妙有①变化。是书原病篇中可参用，情且不违而致大益者也。谨揣称济堂先生之意，冀增泰山之壤②，至于书之可贵，则济堂先生名医，其言也信。

光绪十五年己丑冬十二月汉阳关棠叙

---

① 妙有：佛教称非有之有为"妙有"，此谓隐微幽玄。

② 泰山之壤：对自己观点的谦恭说法。秦代李斯《谏逐客书》："太（泰）山不让土壤，故能成其大。"

黄良辉序

　　夫骖白蜺①，驭翠螭②，翔集紫虚③，弭节④蓬岛，世谓仙灵，吾闻之矣。降离升坎，肄素女⑤之经文，损角益商⑥，穷轩皇之图秘，金水韬迹，芝术驻颜，长生异术，卒未尝觏焉。流形赋气⑦，强弱偶判径庭；知诱物交⑧，修短遂分霄壤。纵令中嵩产秀，鸿河诞英，眉寿不过百年，恒干⑨不逾七尺，寝兴失节，则疵厉⑩乘之，吐纳违和，则

---

　　① 骖（cān 餐）白蜺：以彩虹为驾车的马。《楚辞·九辩》："骖白霓之习习兮，历群灵之丰丰。"骖，驾在车前两侧的马。蜺，同"霓"，副虹。《尔雅·释天》陆德明释文："霓，或作'蜺'。"

　　② 螭（chī 痴）：龙的一种，无角。

　　③ 紫虚：天空。天空因云霞映日而呈紫色，因称。

　　④ 弭节：停车。

　　⑤ 素女：传说中神女，与黄帝同时，精于房中术。《抱朴子内篇·遐览》曾提及有《素女经》一书，原书早佚，今传有辑自《医心方》之《素女经》，见清代叶德辉《双梅景暗丛书》。

　　⑥ 损角益商：抑木补金。古时以角、徵、宫、商、羽五音配属木、火、土、金、水五行，角与木配属，商与金配属。

　　⑦ 流形赋气：不同的生命禀赋不同的气质。宋代文天祥《正气歌》："天地有正气，杂然赋流形。"

　　⑧ 知诱物交：被物欲所诱惑或影响。宋代程颐《四箴·听箴》："人有秉彝，本乎天性，知诱物化，遂亡其正。"知，欲望。

　　⑨ 恒干：身躯。

　　⑩ 疵厉：疾疫。

沉疴中之。是以十全计上①，职鳞次于王官②，九折称良③，名彪炳于史策。然而楚庄遘疾，令尹请祷④，赵简婴疢，阍吏⑤询巫，岂祈禳之技工，将刀圭之术左⑥？盖由经络奥衍，脉候渊微，俞柎⑦不作，岐伯遂往，讲针灸者昧厥砭棱，论汤液者茫然治案，抑或偏执臆见，服冰御寒，肤受禁方，屑琼辟谷⑧，军谣旁讯，患误河鱼⑨，帝录逖⑩稽，诊迷关蛰⑪。况乎去古愈远，浮伪弥滋，剽窃丹溪，

---

① 十全计上：《周礼·天官·医师章》："医师掌医之政令……使医分而治之，岁终则稽其医事，以制其食，十全为上。"

② 职鳞次于王官：《周礼·天官·医师章》列医为食医、疾医、疡医、兽医四种。鳞次，像鱼鳞一样整齐排列。王官，天子所设之官职。

③ 九折称良：屈原《九章·惜诵》："九折臂而成医兮，吾至今而知其信然。"《左传·定公十三年》："三折肱，知为良医。"九折，谓医者慎重而反复斟酌。

④ 楚庄遘疾……请祷：典出《史记·楚世家》："二十七年春……昭王病于军中，有赤云如鸟，夹日而蜚。昭王问周太史，太史曰：是害于楚王，然可移于将相。将相闻是言，乃请自以身祷于神。"遘，遭遇。

⑤ 阍（hūn 昏）吏：宫中门吏。

⑥ 左：谬误。

⑦ 俞柎：俞跗，传说中上古名医，事见《史记·扁鹊仓公列传》及《韩诗外传》卷十。

⑧ 屑琼辟谷：以玉屑当食辟谷。汉代张衡《西京赋》："屑琼蕊以朝餐，必性命之可度。"

⑨ 军谣……河鱼：典出《左传·宣公十二年》，其载楚国进攻宋国的萧邑，楚军势盛，萧邑危殆，楚将申叔展与宋将还无社有旧交，欲救后者，两人用隐语交流，其中有"河鱼腹疾奈何"句，战后楚人从井中救出还无社。

⑩ 逖（tì 替）：远。

⑪ 关蛰：太阴皮部之名。《素问·皮部论》："太阴之阴，名曰关蛰。"

附会青主，晨披《金匮》①，何益采薪②？宵谈《玉机》③，空劳求艾④。医道固若斯之难也。田君云槎，少负奇颖，似饮上池⑤，壮游通都，更耽《素问》，涉目创获，悬解独超，过灵兰⑥以浮觞，访长桑而挥麈⑦。凡夫喜怒哀惧爱恶七情，潜乖于寂感之初，风雨寒暑晦明六气，交瞀⑧于亭毒⑨之际，无不瞻毫析证，辨色详声，索隐钩深，研精入妙。若夫珍药千品，宝丹百炼，辛咸殊味，温凉异性，刑

---

① 金匮：古医书名。《素问·病能论》："《金匮》者，决死生也。"

② 采薪：即"采薪之忧"，此指患者。《孟子·公孙丑下》："昔者有王命，有采薪之忧，不能造朝。"宋代朱熹集注："采薪之忧，言病不能采薪。"

③ 玉机：古医名。《素问·玉机真藏论》："吾得脉之大要……著之玉版，藏之脏腑，每旦读之，名曰《玉机》。"

④ 求艾：谓求医问病。《孟子·离娄上》："今之欲王者，犹七年之病，求三年之艾也。"汉代赵岐注："艾可以为灸人病，干久益善，故以为喻。"

⑤ 上池：上池之水。典出《史记·扁鹊仓公列传》。

⑥ 灵兰：黄帝藏书处。《素问·灵兰秘典论》："黄帝乃择吉日良兆，而藏灵兰之室，以传保焉。"

⑦ 麈（zhǔ 主）：古书所载鹿类，古人以其尾做拂尘，因称。

⑧ 交瞀：混淆纷乱。

⑨ 亭毒：养育。《老子·五十一章》："长之育之，亭之毒之，养之覆之。"高亨《老子正诂》："'亭'当读为'成'，'毒'当读为'熟'，皆音同通用。"

臣①西上，苢箧②未携，世子南征，筠筐③罕撷，绮季密赠④，寄奴默识⑤，囊括灵府⑥，荟萃腕下。以故晋侯妖竖⑦，靡有遁形，《周易》伏蛊⑧，直穷变态，效彰俄顷，功济尘寰，华盖成阴，高轩溢巷，韩康居市，襁褓争归⑨，葛洪著书，雷电护守⑩。返里多暇，撰《伏阴论》，题曰

① 刑臣：当受刑罚的人，指西汉淳于意，参见《史记·扁鹊仓公列传》。

② 苢箧（jìnqiè 禁窃）：用苢草编织的箱子。

③ 筠筐：竹筐。筠，竹子。

④ 绮季密赠：绮季即"绮里季"，原为秦博士，后为避秦乱，与东园公、夏黄公、甪里先生隐于商山，时称"商山四皓"。缘隐居山中，多识草药，因称"密赠"。

⑤ 寄奴默识：典出《南史·宋本纪上》，其载宋武帝刘裕小字"寄奴"，征战时射伤大蛇，次日复至，闻有杵臼声，往觇之，见青衣童子数人捣药，知可治伤，于是叱退童子，收药而返，即今所用刘寄奴草。缘无他人闻见，因称"默识"。

⑥ 灵府：神灵仙道所居之处。

⑦ 晋侯妖竖：典出《左传·成公十年》，其载晋景公患病，秦桓公派医缓前往诊治，医缓未至，晋景公梦见二竖子（儿童）躲在自己肓之上，膏之下，后来其病终于不治。

⑧ 周易伏蛊：典出《左传·昭公元年》，其载晋平公患病，秦景公派医和前往诊治，医和认为"疾不可为也，是谓近女室，疾如蛊，非鬼非食，惑以丧志"，并引《周易》蛊卦解说病因。伏，制伏。蛊，心志惑乱之病。

⑨ 韩康……襁褓争归：典出《后汉书·逸民》，其载韩康采药名山，卖于长安市，口不二价。有女子买药，韩康守价不移，女子发怒说："你以为你是韩康吗？竟敢不二价？"实际表达了对韩康的敬仰。襁褓，负儿衣，因指婴儿，此指妇孺。归，归依。

⑩ 葛洪……护守：典出东晋葛洪《抱朴子内篇》卷十五："但谛念老君真形……前道十二穷奇，后从三十六辟邪，雷电在上，晃晃昱昱。"

《医寄》，授简于予。予惟①云槎博览古今政化得失之迹，周知舆图山川夷险之要，练达兵家战胜攻取之机，洞悉郡国兴利除弊之举，顾乃轻禄薄贵，徜徉林壑，遗荣躅势，啸歌盘涧，宅心②澹定，消息阴阳，敛气元虚，权衡金石，族党脱于病厄，乡邻免于疾苦，卫生迓祉③，宜书胶东五色之笺④，养正延龄，足补淮南九师之训⑤，此则君以《医寄》而寄君所寄者，又闳且远矣。

光绪十六年二月朔日⑥愚弟黄良辉拜撰

---

① 惟：思。

② 宅心：居心。

③ 迓祉：迎福。

④ 胶东五色之笺：古时胶东产五色花笺，因称，此指所开的处方。南朝徐陵《玉台新咏序》："三台妙迹，龙伸蠖屈之书；五色花笺，河北胶东之纸。"

⑤ 淮南九师之训：汉代淮南王刘安好神仙方术，曾聘精通《易经》者九人撰《淮南九家易经》，名《淮南九师书》。刘安好神仙方术，喜炼丹，后因谋反事泄自杀，有传其与方士苏飞等服丹升天。

⑥ 朔日：农历每月初一。

黄世崇序

庚寅夏五月，从孙羲民应礼部试①，报罢南旋，殁于汉阳舟次。时予权汉川县篆②，同里徐词卿孝廉遣伻③来告，予哭之恸，询所患，则曰霍乱。因念是疾也，不足以死而竟死，窃悲门祚④之薄，时不能去诸怀。明年，田君瀛峤以所著《伏阴论》二卷见示，其言曰：先利后呕厥逆转筋之疾，与先呕后利腹痛转筋之霍乱有间，而世概目为霍乱，浪投苦寒，次则针砭，死亡者不可胜纪。又或辛烈过甚，亦成危候。又曰：春夏淫雨，阴霾太甚，此证卒发，皆阴邪伏藏，故立伏阴之名。其大旨推本《伤寒》《金匮》两书，而一以补张仲景《卒病论》之遗，以视喻嘉言《阴病论》，有其过之。呜呼！吾羲民之疾，先利后呕，厥逆转筋，即所谓阴邪伏藏之证，医者以霍乱治之，其药之苦寒辛烈虽不得知，而皆足以死羲民，以是知羲民之死于医，非死于疾，而庸医杀人，罪不容诛矣。田君，汉川人，有志当世之务，所著《疏浚腾池河说》，甚有裨

① 礼部试：会试，由礼部主持。
② 权汉川县篆：署理汉川知县。篆，官印。
③ 伻（bēng 崩）：仆人。
④ 祚（zuò 坐）：福分。

于县之利病，虽格①不能行，予心韪②之。今又读君是书，然则君固真能操医世之术，而益念吾羲民不幸，未遇君以夭其年，为尤可悲，因书以为序。

光绪十有七年春二月湘阴黄世崇序

---

① 格：阻沮。

② 韪（wěi 伟）：对。

自　序

　　阴阳二气，盛衰相倚，人在二气交感中，阳淫热疾而阴淫寒疾①。申丰云：冬无愆阳，夏无伏阴，春无凄风，秋无苦雨②。此赖圣人调燮赞化之功，否则气偏为害，而方技家通其义者卒罕觏③焉。盖自仲景昌明医术，著《卒病伤寒》并伏气温病，后贤藉为津梁。主厉气则有吴又可之《瘟疫论》，主时气则有叶天士之《温热论》，虽各抒所见，派别畛分④，要皆继往圣而开来哲，引伸触类，为益无方⑤，以是叹前贤之嘉惠后学，信⑥不少也。向使仲景《卒病》诸篇流传至今，则凡诸暴病，当必有所发明，以示后人之准的⑦，而惜乎其年湮代远，散佚无征也。汉读《伤寒论》，既恍然于温热一门，有伏气即有时感，因疑阴病中类皆时感，何遽无伏气？彷徨未决者久之。同治庚

---

　　①　阳淫热疾而阴淫寒疾：语本《左传·昭公元年》。

　　②　申丰云……秋无苦雨：《左传·昭公四年》载当年"大雨雹"，鲁国正卿季武子问申丰"雹可御乎"，申丰对答中有"冬无愆阳，夏无伏阴，春无凄风，秋无苦雨"句。愆阳，阳气过盛。

　　③　觏：遇见。

　　④　畛（zhěn 疹）分：界限明确。

　　⑤　为益无方：造福无边。典出《周易·益卦·象传》。方，边际。

　　⑥　信：的确。

　　⑦　准的：准则。

午①秋，游江南归，至汉皋②，见病家先利后呕厥逆转筋比邻，死亡相随续，医者认作霍乱，投以苦寒芳苓③等药，或加针砭，皆不一效，举世目为绝候。汉心窃疑之，按霍乱初起，心腹绞痛，呕吐而利，此则先利后呕，并无腹痛，其非霍乱，已有明征。因默揣本年春霖坏麦，夏日衣绵，决其为沉阴内伏，晚发为患，此症当作伏阴治。仲景《卒病论》书虽不传，而治阴病之理中、四逆、白通、吴萸等方散见《伤寒》《金匮》例中者，尚堪寻绎。乃略仿其法，试之辄效，随笔记录，至光绪乙酉④，阅十六年矣。复历验四次，遂编校成本，命曰《伏阴论》，汇诸《医寄》帙中。戊子⑤夏秋，此症始见广闽，继行江浙，并我湖湘，及吾邑乡里，其以霍乱法治者，百无一验。汉复制方送诊，全活无算，搢绅⑥乡耆⑦集金劝梓，谓当出公诸世。汉自惭谫陋⑧，不能追踪前贤，然平生得力之处，亦有不敢自秘者，谨序厓略⑨，勉从所请，并系以赞。赞曰：凡阴

---

① 同治庚午：清同治九年，即 1870 年。

② 汉皋：汉口的别称。皋，水边之地。

③ 芳苓：芳香之品及猪苓、茯苓之类。

④ 光绪乙酉：清光绪十一年，即 1885 年。

⑤ 戊子：清光绪十四年，即 1888 年。

⑥ 搢（jìn 晋）绅：也作"缙绅"，官宦及士绅之称。搢，插。绅，古时束在官服外面的大带子。古时官员上朝，将笏板插在"绅"上，因称。

⑦ 乡耆：乡里年高德劭者。

⑧ 谫（jiǎn 减）陋：浅薄。

⑨ 厓略：梗概。

之伏，胥①由愆阳。湿淫寒沴②，中络潜藏。金火交战，疾势乃张。苟达斯术，却疴召祥。

光绪十四年岁次戊子十月立冬日汉川田宗汉撰于对古楼

---

① 胥：都。
② 沴（lì 力）：灾害。

凡　例

　　治病必先正名，则立方有准，头头是道。如先利后呕厥逆转筋之疾，原与先呕后利腹痛转筋之霍乱病有间，而世概目为霍乱，浪投苦寒，次则针砭，死亡者不可胜纪，而矫其弊者，又或辛烈过甚，亦成危候。汉按每春夏淫雨之年，阴霾太过，夏秋之际，此症卒发，所行方道，如鬼传役，再四推求，皆阴邪伏藏孙络所致，故立伏阴之名，以示区别。

　　伏阴本阴病之属，仲景著《伤寒论》十卷，治传经阳病，著《卒病论》六卷，治暴发阴病，惜《卒病论》失传，而阴病多置弗论。喻嘉言始倡阴病论，于《伤寒》《金匮》中摘取条例，阐发阴病之旨，仍于伏阴一症未尝道及，今故揭之。

　　《伤寒》《金匮》两书所存之理中、四逆、白通、吴茱等症，皆《卒病论》散亡之余而错简者也，兹既揭伏阴之病源病状，应将《伤寒》《金匮》中之阴病有与伏阴同派者分别绎出，其霍乱载于伤寒例者，亦必绎出，俾得比类并观。

　　是书首揭总说，次载症辨，再分为原病、变症、死候、禁令、瘥后、比类、舌鉴七则。原病者，未坏之病也；变症者，失治之候也；死候者，难于复理也；禁令者，不可违犯也；瘥后者，须明调理也；比类者，藉以引触也；舌鉴者，察苔辨症也。

伏阴有触发旧疾而并病者，其状未能预定，尤须临诊审辨，不得墨守。

是书体例仿仲景《伤寒论》，文取简要，便于诵记，一切议论，分注条下，俾一见了然。惟比类之阴病、霍乱两症，由《伤寒》《金匮》原文绎出，别以"原文"二字，其注解皆取前贤精粹者而集之于注，上别"集注"二字，不加释一意，以滋赘文。

是书所用方剂，于方下注明某法，俾知法而后知用。如遵经方，则于方下书"经"字；用传方，则书"传"字；有因病制宜，另立方法者，则书"拟"字，并于方后解明立方之意，其方如经前贤所解者，解上并写"集解"二字，自解者写"方解"二字。

方中所定分量，合照时宜。惟比类一则所载方剂，悉依古制，其用方有主之、有宜、有与、有可与四层，深入医门者，必知其意。

是书症目略举病状，并附方法，以为展阅之便。

是书所揭脉症方法，皆汉人医以来研古究今，久经历验所得，但医以活人为心，故不敢自秘，出问诸世，原非藉以贾名。其或有管见未及之处，尚望诸方家补其不逮，是所深幸。

是书编汇已久，对古楼课授生徒，向已标示句读，今仍其旧刻之，虽于四部古本例有未合，然便初学，亦当揆表①。

---

① 揆表：度其文义而予以表达。

目　录

卷　上

伏阴病目并方法

原病七条，计三方，二十法，外汤熨三法

先利后呕脉微或伏

下利清水嗢嗢欲呕_{苏砂平胃散}

呕利耳鸣声暗_{苏砂平胃散，加桂枝一法，加干姜一法}

肌消目陷目冒肢冷_{附子理中汤}

转筋疼痛_{附子理中汤、苏砂平胃散，两方均加艾绒、牛膝，汤}
熨法

冷汗自出阳复则止

当呕不呕其人腰痛_{通脉四逆①汤}

变症十九条，计十九方，二十三法

呕利止厥回而哕_{养胃汤、半夏橘皮汤。厥不回而干呕，橘}
皮汤

心下痞鞕②噫气不除_{代赭旋覆汤}

呃_{附子理中汤加丁香、柿蒂，橘皮竹茹汤，养胃汤加刀豆子，}
丁香柿蒂汤

头汗微喘呃声连连_{参附汤调刀豆粉}

---

① 逆：原作"送"，据大成本改。
② 鞕（yìng 应）：同"硬"。《玉篇·革部》："鞕，坚也，亦作
'硬'。"

咳逆半夏橘皮汤

懊憹二陈加香砂汤

心下痞塞满闷疏中丸

心下痞鞭按之痛新制理中散

心烦热饮去衣被肢体若冰附子理中加童便，正阳丹

心烦冷饮喜风就凉面赤人参四逆汤

心如焚舌赤饮冷卧地不起潜阳汤

肢体疼痛手指不握桂枝养荣汤

卒手足敛拘桂枝养荣汤去芍药，加附子

心动悸烦热炙甘草汤

似瘖似寐呼之不应独参汤

妊妇伏阴病加芎归

呕利止小便不利为未愈

小便不通不可与五苓肾气汤

伏阴病欲解时小便必通利

死候十三条，计十九症

朝发暮死其症肢厥而躁爪甲紫黑

数欠

小便利如豚肝汁

厥回脉微续者生暴复洪大者死身热汗出如珠速死

转筋与四逆理中或汤熨艾灸不减

转筋舌卷囊缩

转筋少腹疼痛或喘满

恶寒甚脉伏而躁

厥回小便利为欲愈复厥下利者死

欲下利而无利时时眩冒

面黑目直视唇痿鼻孔黑齿黑干死

厥逆无脉呼之不应

妇人伏阴或未愈或新瘥不可乳哺

时行伏阴总说

天地之道，一阴一阳，阳升则阴降，阳浮则阴沉，阳降则阴升，阳沉则阴浮，升降浮沉，阴阳之变化，生杀之征也。盖阳气升于春，浮于夏，降于秋，沉于冬，是故春温夏热，秋凉冬寒，为四序①之常候也。四序失则寒暑愆②，非其时而有其气，则为异气，异气未有不病人者。春夏阳气开张之际，适值阴雨不止，雨淫湿盛，则阳气自微，而寒气自生，寒湿相搏，结成一团阴霾之气，致人受之，则上客于肺，中客于脾，下客于肾，即病则名寒湿。如不即病，其邪必伏孙络，则为伏阴，直至夏秋，阴气内盛，阳气外泄，久伏孙络之邪从阴而化，发端于膜原。膜原在胸膈之内，夹脊之前，正经胃交关之所，为诸经之总会也。阴邪踞此，壅遏气机，清无所升，浊无所纳，三焦表里，营卫气血，皆为所阻，于是胸中不乐，头微眩，四

---

① 四序：四季。
② 寒暑愆：天气冷暖变化失调。愆，过失。

末微麻，小便不通，下利清水，嗢嗢欲呕。一经呕吐，声喑耳鸣，面尘肌消，目眶陷，目睛冒，渴饮热汤，四肢逆冷，脉微或伏，转筋疼痛，冷汗自出，有类霍乱。变则呕止而哕，或噫或呃，或咳，或懊侬，或心下痞塞，或心烦恶热，而肢体若冰。甚则心中如焚，渴欲冷饮，扇扇不知风，饮冰不知冷，卧地不起。大要此症皆以小便通利则生，不通则死。其间有仅下利而不呕吐者，阴邪就下为病也；有朝发暮死者，重感于邪也；又有触发旧疾而并病者，有误药针而成危候者，有病退失调而终归冥路者，不可言状。初治之法，当以温中通阳为第一义，大忌苦寒助邪，消克伐正。如神形已夺，切勿与芳香，投针石，以气血不可再夺耳。所谓无盛盛，无虚虚，而遗人夭殃，无致邪，无失正，绝人长命①。若转筋危急，则汤熨之法最为稳捷。至于变症用药，或宜补，或宜通，在临诊审量。其诸方剂，详订后条。

伏阴霍乱辨

伏阴一症，古书鲜见，而近代病此最多。因其呕利转筋，有类霍乱，故世以霍乱称之。夫霍乱之义，挥霍撩乱。皆缘寒温不调，饮食不节，以致风寒暑湿之邪，与宿食冷滞相搏，清浊溷淆②，乱于肠胃，而脾胃之气困矣，

---

① 无盛盛……绝人长命：语出《素问·五常政大论》。

② 溷（hùn 混）淆：混乱。

为病则心腹绞痛，呕利并作，内乱极而之外，则为转筋疼痛。大抵霍乱呕利，必有兼见之状。如头痛发热，恶风恶寒者，为感风寒而病也；身热烦渴，气粗喘闷者，为感暑邪而病也；身重骨痛，渴饮热汤者，为感湿邪而病也。是霍乱固有风寒暑湿之分，故治法有或清或温之不同耳。若伏阴之病，盖由春夏感受寒湿阴邪，不即为病，伏于肺脾肾三经孙络，乘人阴气内盛之时，遂从阴化而发也。其为病也，先利而后呕，并无腹痛，较霍乱之卒然心腹绞痛、呕吐而利者有间。霍乱之候，四时皆得有之，不仅发在夏秋，病则一井①之中仅见一二。伏阴之候，专在夏秋，病则远近一律，如传役然②。霍乱发暴而退速，伏阴发缓而退不易。霍乱脉大为可治，微细为不可治，伏阴脉微或伏尚属可治，惟阳气将通，脉当微续，若暴复洪大者，反不可治。以此较之，源异而派殊，故其名不可不辨也。古人所谓治病必先辨名，识得病名，而后可以究病因，察病状，则立方用药，自有把柄，虽千变万化，却有一定不移之法。予因近代寒湿伏邪为患甚巨，奈举世皆以霍乱目之，而方法错乱，遗人夭殃，可胜惜哉？兹特辨正病名，俾入门诊视者，先取而明辨之，则病是者，不为药石所误，而同登寿域矣。

---

① 井：市井，即城邑。
② 如传役然：古时认为疫病如徭役之不可免，因称。《温疫论》卷下："疫者，以其延门阖户，如徭役之役，众人均等之谓也。"

原　病

伏阴之为病，先利而后呕，脉微欲绝，甚则脉伏。一

此揭时行伏阴之脉症也，凡后称伏阴病者，皆准此。伏阴病，本寒湿阴邪伏藏肺、脾、肾三经孙络而晚发也。盖寒者水之气，湿者水之标，水为天一之元，于卦为坎，而先天属坤，故在天为寒，在地为水，含于土中为湿。湿动则为潮为雾，升腾于天则为云，转而下降则为雨为露为霜雪，得时则万物得养，失时则万物致害。如岁火不足，则水气乘之，春当温而不温，夏当热而不热，以天之寒气下降，地之湿气上升耳。人感其气，则肺、脾、肾三经受邪，何者？天气通于肺，地气通于脾，水气通于肾也。又肺脉起中脘，脾脉从胃别上膈，注心中，肾脉从肺出，络心注胸中，皆经胃交关之所，故寒湿伏邪发端于此，邪势将发，则肺、脾、肾三经之阳气夺矣。肾阳夺则水无所主，脾阳夺则水无所制，肺阳夺则肃化失职，膀胱不得宣泄而水无所通，于是水液泛滥于肠胃，直决而下，故下利清水，水液下利，则阴气上逆而为呕。经云阳病者，上行极而下，阴病者，下行极而上①，故此病先利而后呕。脉者，血之府，寒盛则血凝，凝则脉不通，故脉微欲绝，甚则脉伏。

---

① 阳病者……下行极而上：语出《素问·太阴阳明论》。

伏阴病，胸中不乐，头微眩，四末微麻，小便不通，下利清水，嗢嗢欲呕者，苏砂平胃散主之。二

此承上条以详其治也。阴邪拥踞膜原，清阳为其阻遏，不得上达头脑，旁通四末，故头微眩，四末微麻；清阳不运，则胃家水谷之精不得游溢于脾，而上归于肺，通调水道，下输膀胱，故小便不通；小便不通，则泛滥肠胃之水无所消纳，故下利清水。然水有或白或黄或黑之别，白色者肺病甚，黄色者脾病甚，黑色及纯清者肾病甚，各就其偏胜而化也。嗢嗢欲呕者，阴邪逼胃也。此际如非温中通阳之方，不足以破阴邪拥踞之势，故主以苏砂平胃散。

苏砂平胃散温中通阳法。传

茅山苍术二钱　厚朴一钱，姜汁炒　陈橘红一钱　甘草一钱　紫苏叶一钱　砂仁一钱

共为粗末，加生姜一钱，大枣三枚，水三杯煎，分三服。不愈，再照前煎服。呕吐清水，加桂枝一钱；水浆不得受，加干姜八分；转筋疼痛，加川牛膝二钱，艾绒一钱；下利白水，倍紫苏，加红豆蔻一钱；下利黄水，倍苍术；下利黑水或纯清水，倍砂仁。如服药不受，再加童便一杯，冲入药内，随呕随服，不分剂次，总以不呕为度。

方解

平胃散一方，原为满闷呕泄设，盖以阴气不积胸中不得满闷，寒不侵胃不呕，湿不困脾不泄，故方中有苍术、

厚朴、橘红、生姜之辛温以消阴邪，甘草、大枣之甘平以益脾胃，合为辛甘通阳之剂，使阳复则阴消，而满闷自除，呕泄自止。兹寒湿伏邪，发端于膜原，而为胸中不乐，头微眩，四末微麻，小便不通，下利清水，嗢嗢欲呕，较之满闷呕泄，虽异派而同源，故就原方加紫苏、砂仁以通肺肾之阳，并助诸药力温中行气，俾肺脾肾三经之阳气来复，而拥踞膜原之阴邪可立消矣。

伏阴病，呕吐清水，耳鸣声喑，四肢逆冷者，宜苏砂平胃散加桂枝。水浆不得受者，再加干姜。三

上条嗢嗢欲呕者，阴邪逼胃也，胃家既为阴邪所逼，则呕吐在所不免；耳者，宗脉之所聚，呕吐则胃中空而宗脉虚，虚则下溜，脉有所竭，故耳鸣；喑，音声不嘹也，盖音出于肺而本于肾，阴气客于会厌，则肺肾之气发而不宣，故声喑；四肢逆冷者，阳气衰，不能渗荣其经络，故手足为之寒也，较上条四末微麻为甚。此际正气虽夺，而邪势方张，当以驱邪为务，则苏砂平胃散宜之。加桂枝者，以其辛香，内通藏府，外通经络，为善通血气之上品耳。水浆不得受者，阴邪上逆而拒格也，故再加干姜以散逆。

伏阴病，面尘肌消，目眶陷，目睛冒，渴饮热汤，四肢逆冷者，附子理中汤主之。四①

---

① 四：原脱，据大成本、集成本及文例补。

伏阴病，即首条所订之脉症也。手足阳明皆为多气多血之府，主肌肉，其脉荣于面，大肆呕利，则肠胃空乏，所以面尘肌消，肌消则目眶陷；五藏六腑之精气皆上注于目而为之睛，呕利太过，则精气内夺，故目睛冒，冒者睛竭，不能照物，上视而露白也；呕利伤津，津伤则思水以润之，阴盛夺阳，阳夺则思火以熨之，故渴饮热汤；四肢逆冷，上条已言之矣。此症阴邪充斥，内外弥满，而阳气几尽，如非离照①当空，何以消阴霾而转阳和？故以附子理中汤主之。

附子理中汤复阳消阴法。经

附子二钱，炮　人参一钱　白术一钱，生用　干姜一钱
甘草一钱，炙

水二杯煎，去滓，分二服。不愈，再依前煎服。转筋，加艾绒二钱，川牛膝二钱；呕甚，加半夏一钱，姜汁一匙冲服；腹痛，加木香一钱；脐下动气，去术，加肉桂六分；心中悸，加茯苓二钱；妊妇，加当归二钱，芎藭一钱；湿盛，易白术为苍术二钱；呃逆，加丁香、柿蒂各一钱。

方解

人身以阳气为主，人之有阳，犹天之有日，日光煦照，则万物发生，阴气蔽明，则万物疵疠。寒湿皆阴惨之

---

① 离照：太阳，此指阳气。

邪也，阴邪盛则阳气衰，衰而不振，其气乃竭，竭则真阴绝而死。是故《生气通天论》云：阳气者，若天与日，失其所，则折寿而不彰①。仲圣有理中、四逆、真武、白通等方，皆为破阴救阳设。兹阴邪充斥，内外弥满，而阳气几尽，不得不假附子理中之离照，消阴复阳，以大起生机。原方用人参、甘草补益中土，白术健脾燥湿，干姜温胃散寒，洵②治中脘虚寒之的剂也。而此症以之消阴复阳，重在加一附子耳。至于呕甚加半夏、姜汁，转筋加牛膝、艾绒，腹痛加木香，动气去术加肉桂，心中悸加茯苓，妊妇加芎、归，湿盛易白术为苍术，呃逆加丁香、柿蒂，皆随症变法，不得拘拘其方。

伏阴病，转筋疼痛者，附子理中汤主之，苏砂平胃散亦主之，均宜加牛膝、艾绒。危急者，以汤熨法。五

转筋疼痛者，阴邪搏筋，筋脉因而敛急也，故以消阴复阳之附子理中汤，加牛膝、艾绒，温筋和血，逐湿祛寒，则表里并治矣。若初起即转筋者，又当以驱邪为重，故以苏砂平胃散，仍加牛膝、艾绒。两方均宜加之者，以牛膝苦酸，主寒湿痿痹，四肢拘挛，且似人筋，故能直达筋所，纾筋③和血，艾绒温暖，善祛寒湿，有温中达表之功，能转肃杀为阳和，则搏筋之邪当随汗解，不得有转筋

① 阳气者……折寿而不彰：语出《素问·生气通天论》。
② 洵：确实。
③ 纾筋：舒筋。纾，宽缓。

入腹之患。若疼痛危急，则以汤熨法，温筋散邪，以助药力而收全功。

汤熨法拟

蓼梗并叶、根一大束，水煎汤，蒸转筋痛处，得汗则愈。

葱白一握，捶作饼，贴痛处，以艾绒如荔核大，于葱饼上火燃灸之，得暖则愈。

小麦麸升许，酒调焙热，布包线扎，熨揉痛处，冷则易之，以愈为度。

以上各法，屡用屡验。必须内服通阳方剂，以逐其邪，否则毒复陷里，反成危候。

伏阴病，冷汗自出者，阳复则止。六

伏阴病，冷汗自出者，身冷汗出也。经云阴胜则身寒，汗出，身常清①，仲圣云极寒反汗出，身必冷如冰②，是皆为阴汗而言也。人但知热能致汗，不知寒亦致汗。寒者，非外感之寒也，乃阴盛阳衰，不能卫外，致表虚不固而汗随气泄也。法当察气虚之微甚，微虚者，略扶正气，其汗自止，甚虚者，非甘、姜、桂、附速救元阳不可。大抵此症自汗，不必专司，但权正病之轻重，随势用药，使阳气来复而汗自收矣。诊者勿以汗出为虑，浪投固涩，致人于死。

---

① 阴胜则身……身常清：语出《素问·阴阳应象大论》。
② 极寒反汗……冷如冰：语见《张氏医通》卷九。

伏阴病，法当呕，今反不呕者，必腰痛，或面赤腹痛，干呕咽痛，利止脉不出者，通脉四逆汤主之。七

伏阴病，本先利而后呕，今下利清水，渴饮热汤，手足逆冷，脉微欲绝，或伏而不见，转筋疼痛等症悉具，而反不呕吐者，肾部虚寒，伏邪就下为病也。腰为肾之部分，邪气发端于此，故知其人腰必疼痛。又或面赤，或腹痛，或干呕，或咽痛，或利止脉不出者，皆少阴肾经虚寒之所致也。大要面赤者，阴盛于下，阳格于上也；腹痛者，阴阳不和也；干呕者，阴气鼓胃也；咽痛者，少阴之邪循经而上，结于咽也；利止脉不出者，正气内夺，血无所主，泣①涩而不通也。当此阴邪充斥，生气已离，亡在俄顷，如非大剂温通，疾回元阳，不足以挽生机，故主以通脉四逆汤。

通脉四逆汤甘热回阳法。经

干姜二钱　附子二钱　甘草一钱

水二杯煎，去滓，温服。脉不出，再依前法煎服。转筋疼痛，加牛膝一钱，艾绒一钱；面赤，加葱白三茎，冷服；腹中痛，加芍药一钱五分；干呕，加生姜一钱；咽痛，加桔梗一钱；利止脉不出者，加人参一钱五分；腰痛甚，加杜仲一钱五分。

---

① 泣（sè 色）：通"涩"。《六书故·地理三》："泣……又与'涩'通。"

方解

通脉四逆汤，即四逆之变法也。经云寒淫于内，治以甘热，湿淫于内，治以苦热①，是方备之矣。武进费伯雄②曰：阴惨之气深入于里，真阳几几欲绝，非此纯阳之品，不足以破阴气而发阳光，又恐姜、附之性过于燥烈，反伤上焦，故倍用甘草以缓之③。兹阴邪充斥，生气已离，亡在俄顷，当大呼疾叫，以回元阳而挽生机，又非柔缓之甘草所能当其任，故倍干姜。若转筋，加牛膝、艾绒，纾筋和血也；面赤，加葱白，冷服，通格上之阳也；腹痛，加芍药，和在里之阴也；干呕，加生姜，降逆和胃也；咽痛，加桔梗，散阴邪之上结咽中也；下利止脉不出，加人参，补元气以复脉也；腰痛甚，加杜仲，益精强志，俾正复邪除也。加减随宜，贵在审势，不必刻舟求剑。

变　症

伏阴病，呕利止，厥回而哕者，养胃汤主之，半夏橘皮汤亦主之。若厥不回而干呕者，可与橘皮汤。一

哕与干呕相似，皆有声无物，但哕声浊而长，呕声小而短。伏阴病，呕利止，厥回而哕者，其因有三，一则胃气虚槁，肝木乘而鼓之也，一则因津竭而恣饮水浆，水虚

卷上

一三

---

① 寒淫于内……治以苦热：语本《素问·至真要大论》。

② 费伯雄：清代医家，字晋卿，江苏武进人，著有《医醇剩义》《医方论》等。

③ 阴惨之气……甘草以缓之：语出《医方论》卷三。

相搏也，一则痰饮乘虚壅塞胃口，反令胃气上冲也，总缘呕利太过耳。养胃汤所以养胃气，润枯槁，则肝木无隙可乘，自尔胃安哕止。半夏橘皮汤既有散水调虚之功，又有涤痰降逆之用，则水虚相搏，与痰饮壅塞胃口者，皆能已之，故两症并治也。若厥不回而干呕者，皆膈间阴邪未尽，胃中阳气不宣，郁而上逆也。橘皮汤通阳消阴，宣胃降逆，故可与。其他肺热气壅，热邪郁遏胸中，肠胃实满，膀胱热结，阳升风动，阴虚火炎，种种致哕者，各有专门，不在此例。

养胃汤 养胃润槁法。拟

人参一钱　沙参二钱　萎蕤二钱　石斛二钱，先煎出汁
甘草一钱，炙　半夏八分

加大枣三枚，擘开，水五杯煎至二杯，去滓，分二次温服。不已，再依前法煎服。或加生姜八分亦可。治胃虚津槁之呃逆，加刀豆子一钱煅用；新瘥不欲食，喜饮者，加白芍二钱。

半夏橘皮汤 温胃散水、涤痰降气法。拟

半夏二钱　橘皮一钱　茯苓一钱　人参一钱　甘草一钱，炙
干姜一钱

加大枣三枚，擘开，水三杯煎，去滓，顿服。不已，再服。或加生姜八分。咳逆者亦可与服。

方解

呕利则劫夺胃津，空乏胃气，于是土虚木乘而为哕

也。养胃汤用人参、沙参、萎蕤、石斛、甘草、大枣纯甘填胃，其枢纽全在半夏之辛平，降逆和胃，运布津液，则胃气自复，胃津自还而木平哕止矣。又半夏橘皮汤方中以人参、甘草、大枣补益胃气，干姜、茯苓温胃散水，半夏、橘皮涤痰降气，故水虚相搏，痰饮塞胃，皆能已之。两方均有加用生姜之例，盖亦散逆之意耳。

橘皮汤 <small>通阳消阴、宣胃降逆法。经</small>

橘皮二钱　生姜四钱

水三杯煎，去滓，分三服。

方解

凡药之苦者必降逆，辛者必散郁，温者必消阴邪。兹阴邪留于膈间，阻遏胃中阳气，因而厥逆干呕。未可遽进补剂，壅塞气机，则是方可与也。

伏阴病，呕利止，心下痞鞕，噫气不除者，可与代赭旋覆汤。二

呕利虽止，而胃气已虚，则厥气上逆，连衡①痰饮，壅塞心下，阻碍气机，故心下痞鞕，噫气不除。噫者，胸中不纾，气郁而出之不觉也，俗谓嗳气。代赭旋覆汤，补中宣气，镇逆涤痰，故可与。

代赭旋覆汤 <small>补中宣气、镇逆涤痰法。经</small>

代赭石一钱　旋覆花二钱，绢包　人参二钱　甘草一钱，炙

---

① 连衡：联合。

半夏二钱　生姜一钱　大枣三枚，擘

水三杯煎二杯，去滓，分二次温服。不愈，再煎服。

方解

呕利后中虚气逆，虽心下痞鞕，噫气不除，不可攻伐以犯虚虚。故用人参、甘草、大枣、生姜温补中气，代赭镇逆，佐人参归气于下，旋覆宣气，佐半夏涤痰于上，浊降则痞鞕可消，清升则噫气自除。此本伤寒发汗若①吐若下解后，心下痞鞕，噫气不除之方，而此症似可比类并观，不妨借用。

伏阴病，呕利后，胃家虚寒而呃者，与附子理中汤加丁香、柿蒂；胃家虚热而呃者，与橘皮竹茹汤；胃虚痰滞者，与丁香柿蒂汤；胃虚津槁者，与养胃汤加刀豆子。三

呃者，餲②也，气逆也，俗称打餲。古谓之哕，误也。此症有虚有实，有火有痰，有水气，有冷滞，大要治虚以补，治实以泄，治火以清，治痰以涤，水则分利，滞则消导，固不易之理也。所谓温而补之，清而泄之，引而伸之，达而降之，推而逐之，开而豁之，无非治呃之法也。惟伏阴之呃，虽微有寒热之分，而胃虚两字定矣。如舌苔黑而滑者，胃家虚寒也，与附子理中汤加丁香、柿蒂，温补以止呃；舌无苔，唇淡红而干者，胃家虚热也，与橘皮竹茹汤，清补以止呃；胸痞不饥，喉间漉漉有声者，胃虚

---

① 若：或。

② 餲：同"噎"。食物等阻塞喉咙。

痰滞也，与丁香柿蒂汤，益胃豁痰以止呃；舌淡无苔，口干思饮，得食呃稍止者，胃虚津槁也，与养胃汤加刀豆子，益气生津以止呃也。

橘皮竹茹汤清补止呃法。经

橘皮一钱五分　竹茹一钱五分　人参一钱　甘草一钱，炙
大枣三枚，擘　生姜八分

水三杯煎，去滓，温服。不已，再煎服。

方解

伏阴之邪，何以反生热呃？盖因药剂辛燥太过，消灼清津，致胃中津虚生热而为呃也。故仍以橘皮竹茹汤，补虚生津，散逆清热，则胃安而呃止矣。

丁香柿蒂汤温中降逆法。传

丁香一钱　柿蒂一钱　人参一钱　橘皮一钱　半夏二钱
茯苓二钱　甘草八分，炙　生姜一钱

水四杯煎，去滓，分二次温服。

方解

伏阴呕利后，胃虚痰滞而呃者，盖阴邪虽退，而阳气已虚，虚则水精不运，凝积而为痰也，痰滞则气逆，呃之所由生也。方以橘、半、姜、苓，佐丁香、柿蒂，温中和胃，降气涤痰，又以人参、甘草补益正气，俾水精得以运行，则痰消气顺而呃逆自止。古人治火呃，亦用此者，从治之意也。

伏阴病，呕利后，头汗出，微喘，呃声连连者，急与

参附汤调刀豆粉。四

阴惨之邪，深入于里，既夺脾胃以为呕利，复逼肾气而走散真阳，厥气以之上逆，故头汗微喘，呃声连连。当此危亡之候，如非急与大剂参附汤调服刀豆粉，峻补脾肾，收摄真阳，不足以挽性命于微芒①。若用丁香柿蒂、橘皮竹茹等方，以为稳当，则误矣。

参附汤 峻补脾肾、收摄真阳法。传

人参三钱　制附子三钱　刀豆子二钱，煅存性，研为末

水三杯，煎参、附至一杯，去滓，调刀豆子末，顿服。

方解

补先天无如附子，补后天无如人参，此脾肾两补之方也。刀豆子温中下气，利肠胃，益肾阳，以之佐参、附，理脾和胃，纳气归元，则头汗自收，微喘自定，呃逆自止。用末者，盖取急治之意耳。

伏阴病，咳逆者，与半夏橘皮汤。五

阴邪客于肺，留而不去，则清肃之令不得下行，气逆而为咳也。治当开肺逐邪，温中降逆，则半夏橘皮汤可与也。

伏阴病，心中懊恼，时欲呕，咯痰得出，则气郁少宽者，宜二陈加香砂汤。六

---

① 微芒：危亡之机。芒，毫芒，喻极微细。

脾阳困则泄，胃阳困则呕，呕泄并作，则脾胃两伤，伤则升降不利，转输失职，于是水精不得运布，而凝积为痰，痰壅胸膈，则懊憹生焉。懊憹者，郁郁不舒貌，比之烦闷尤甚。时欲呕者，气郁欲伸之象，所以咯痰得出，则气郁少宽。治痰之法，在上者越之，而正气已虚，难堪再事峻吐，故宜二陈汤加香豉、砂仁，运脾和胃，理气化痰，以代吐剂之用，令吐者自吐，而无虚虚之弊。此与伤寒表未解，误下而成懊憹者不同。

二陈香砂汤运脾和胃、理气化痰法。传

半夏二钱，姜制　陈皮一钱　茯苓一钱　甘草五分　淡豆豉一钱，炒香　砂仁五分

水三杯，加生姜五分，煎，去滓，顿服，令痰出乃安。不安，再煎服。或药后以指探咽取吐，俾痰随吐而出，较之峻吐为稳。

方解

中不和则痰涎积，二陈为治痰之主药也。兹伏阴病，呕利后，心中懊憹，时欲呕，咯痰得出，则气郁少宽，其为痰壅胸膈明矣。夫膈上痰患，非吐不除，而吐则正气益虚，惟以理气化痰之二陈汤代之。加豆豉、砂仁者，以豆豉本谷食所酿，炒香，合砂仁，温中行气，和胃运脾，俾正气从斯以安，邪气从斯而除。药后复以指探咽者，引伸而取吐也。

伏阴病，心下痞塞，按之满闷者，疏中丸主之。七

痞塞满闷，皆不通之象，所以不通者，脾胃之升降失职，浊阴之气填塞胸腹耳。此症呕利伤中，中阳虚，则痰气得以上逆阳位而为痞塞，故按之满闷。主以疏中丸者，所谓中焦如沤，疏而逐之也。

疏中丸升清降浊、理气化痞法。拟

制半夏二两　人参一两　白术五钱，生用　升麻一两　银州柴胡一两　猪苓一两　化州橘红五钱　泽泄一两

晒焦碾末，米汤叠丸，勿令见火，每以三钱，生姜煎汤吞下，日二服，夜一服，以愈为度。小便通利，其痞自消。又呕利后，心下痞鞕，按之则痛，用枳实、理中、陷胸、泄心等方，及汤熨揉荡等法，不效者，亦可与。

方解

痞，否也，塞满，亦否也，天地不交而为否。呕利伤中，则脾之清气不升而下溜，胃之浊气不降而上逆，逆则阴气满腹，痰饮聚于胸中，而痞塞满闷之病成矣。方以人参、白术益胃健脾，补中培土，使升、柴从九地之下升清于上，猪、泽从九天之上降浊于下。清升浊降，痞塞自开，而转痞为泰之功，在半夏、橘红之善开肺降逆耳。半夏散中有敛，力能敛清散浊，故数倍于橘红也。

伏阴病，心下痞鞕，按之则痛者，新制理中散主之。八

呕利中虚，脾胃困钝，新进饮食不能运化，与乘虚上

逆之痰气相搏，故心下痞鞕，按之则痛。法宜温中补土，行气导痰，故以新制理中散主之。若与专事消克通利方，则死不旋踵①矣。

新制理中散温中补土、行气导痰法。拟

人参一两　白术一两，生用　茯苓一两　枳实一两　干姜三钱　陈皮三钱　甘草五钱　砂仁五钱

共晒焦，为细末，每以五钱，水一杯煎服，日二服，夜一服。呕利后，误食冷滞，或误饵苦寒药剂，而成痞鞕疼痛者，亦宜服之。

方解

中虚挟寒，脾胃困惫，古人有理中汤丸以治之。若温邪将发，冷滞适伤，或药饵苦寒，阻遏升扬之势，邪气不得外泄而壅塞心下，又或伤寒误下结胸，陷胸、泄心等法不效者，悉以理中方加枳实、茯苓，名枳实理中丸，治之神效。盖方中以人参益胃，白术健脾，甘草和中补土，干姜温中散寒，又加茯苓导邪，枳实通壅，仍以理中名者，燮理中气之义也。中气旺，则运化有权，不问寒凝气滞，虚逆结胸，皆可立除。兹复加砂仁、陈皮，助诸前药，温中补土，行气导痰，虽有坚积，亦当自化。

伏阴病，呕利止或未止，心中烦，喜热饮，时去衣被，而肢体若冰，与附子理中汤加童便。其烦不退者，正

---

① 旋踵：调转脚跟，喻时间极短。

阳丹主之。九

阴邪阻遏，阳气郁于胸中，故心中烦，烦者，心中闷乱，转侧不安也；又心烦则气燥，燥则思水以润之，而喜热饮者，阳微喜暖也；时去衣被者，阳郁欲伸也；阳气既为阴邪所困，不能荣于卫外，故肢体若冰。法宜温中以振阳气，而阴邪内外布满，不用向导，则温中之药不得入，故以附子理中汤加童便。药后烦仍不退者，元阳失守之征也。夫元阳之气，生于太极未判之时，藏于水中而不离乎水，相君火以资运用，故喜温而恶寒。肾为人之水藏，阴邪侵凌于下，则元阳失守而上，君主为之不宁，又非温中振阳法所能安其君相也。设正阳丹者，使相火自归其宅，君火以之获安，则烦乱自解矣。

正阳丹辟阴正阳法。拟

龙齿六钱，生用　丹砂一钱，明亮如箭镞者真

共研极细，每用一钱，开水冲服。并治惊病，安魂魄。

方解

龙禀天地纯阳之气以生，出乎震而藏乎坎，其性至动而能静，故其骨齿收敛正气，镇摄元阳。丹砂得天地五行之精以成其质，其色正赤，又为天地纯阳之色，其体属金，而其色属火，有兑离之象。以卦体论，震为先天之离，兑为先天之坎，天地所用者水火，人生所用者精神，故敛精之龙齿并入火藏以养神，清神之丹砂并入水藏以补

精。其能安魂魄者，随神往来谓之魂，并精出入谓之魄，治精神即以安魂魄也。《本经》① 以此二物列为上品，以其纯阳，能通神明也。凡通神明之药，皆足以辟阴邪而正阳气，兹阴邪逼动元阳，上乘火藏而为烦乱，得此辟阴正阳之品，俾元阳返本，心神得安，而烦乱可除。丹砂一钱，而龙齿六钱，以清神之药宜轻，敛精之药宜重，且合生成之数也。

伏阴病，心中烦，渴欲冷饮，身无热而喜风就凉，甚则扇扇不知风，饮冰不知冷，手足厥而面赤，宜人参四逆汤。十

此里寒下虚，虚阳上泛之所致也。法当益气破阴，以潜上泛之虚阳，则人参四逆汤宜之。伏阴初起，恒见此候。

人参四逆汤 破阴潜阳法。经

即前通脉四逆汤加人参二钱，水煎，冷服。

伏阴病，呕利止，心中如焚，舌色赤，渴饮冷水，扇扇不知风，饮冰不知冷，卧地不起者，潜阳汤主之。十一

上条呕利未止，本条呕利已止；上条里寒下虚，虚阳上泛所致也，本条泄利太过，真阴虚竭，不特水不济火，心阳独亢，且并元阳无所依附而上乘于心，君相二火相济为炎，始有此候。虽寒冰不能退此烦躁，故设潜阳汤。此较卒病阴躁有间，卒病与此同一烦躁卧地，惟烦渴不能饮水为辨。

---

① 本经：指《神农本草经》。

潜阳汤 滋阴潜阳法。拟

干地黄二钱　龟版一钱，生　附子一钱，制　龙齿二钱，生

水二杯煎一杯，去滓，顿服。药后小便通利，其烦即退。不退，再作服。

方解

方名潜阳者，盖取潜藏元阳之义也。夫潜阳必先益阴，俾阴足则元阳得有附丽①而潜矣。龙禀天地元阳之气以生，故人之元阳上泛，谓之龙火奋起，兹真阴下夺，水不济火，心阳既独亢于上，而元阳又失守于下，两火交加而烦躁生焉。地黄色黑归肾，汁红养血，血足则阴气自和，阴气和则心火有济，而亢燥自平。龙与人身元阳合其德，藏于水中而不离乎水，齿本于肾，能引元阳返本归宅，第②恐龙不安窟，复成亢悔③之势，故用龟版以御之，井泉温而龙退蛰，故用附子以温下元，即古之所谓蓁龙法④也。

伏阴病，呕利止，肢体疼痛，或手指不能握者，桂枝养荣汤主之。十二

---

① 附丽：依附。

② 第：只是。

③ 亢悔：盛极而衰。《周易·乾卦》："上九，亢龙有悔。"孔颖达疏："上九，亢阳之至，大而极盛……久而亢极，物极则反，故有悔也。"

④ 蓁龙法：龙属阳，须阴以摄之，因称滋阴潜阳为"蓁龙法"。晋代王嘉《拾遗记·炎帝神农》："以降露成池，蓄龙为圃。"

疼近于肉，痛近于骨，总缘气滞血凝耳。盖营血在于经络，固藉卫气以资流行，是血以气为主宰，而气亦以血为窟宅，相须而不相离也。兹寒伤营血，则卫气不得独卫于身，始有此候，法宜和卫养血，故设桂枝养荣汤。

桂枝养荣汤和卫养血法。拟

桂枝一钱　白芍一钱　甘草一钱，炙　人参二钱　当归二钱　生姜一钱　大枣五枚，擘

水二杯煎一杯，去滓，温服。不愈，再煎，服如前法。下条卒手足敛拘，得暖稍纾者，去芍药，加附子一钱五分。

方解

是方即桂枝汤加人参、当归，以之和卫养血也。原方以桂枝统生姜、大枣，辛甘通阳，芍药、甘草酸甘化阴，阴阳和则外邪去矣。兹加人参、当归，佐桂枝通行内外，补营阴而益卫阳，则大气周流，所谓气血足而百骸理，诸虚疼痛，手指不握，未有不愈者也。

伏阴病，呕利止，二三日后，卒手足敛拘，得暖稍纾者，与桂枝养荣汤，去芍药，加附子。十三

初病转筋疼痛，及筋脉拘急者，阴邪搏筋也。此呕利已止，二三日后，卒然手足敛拘，得暖稍纾者，乃营卫大伤，筋脉失养，加之寒邪外薄①也，故与桂枝养荣汤。加

---

① 薄：迫近。

附子，和卫养血，温经逐邪，则筋脉自纾。去芍药者，避其酸敛也。知为寒邪外薄者，以得暖稍纾故也。

伏阴病，呕利止，脉出而代，心动悸，时烦热，渴欲甘饮或咸饮，口吐白沫，或筋惕①者，可与炙甘草汤。十四

呕利已止，脉伏已出，则知阴邪已退矣。而脉代，心动悸，似伤寒炙甘草症也。大要呕利转筋，正气已伤，治法固当以温中通阳为首务，然辛烈太过，当气液大伤之候，最易劫夺真阴。脉者血之府，原于肾而主于心，真阴竭则心血枯，故脉出而代，心动悸，时烦热；气血亏则津液竭，竭则欲饮，胃津竭则饮而思甘，肾液竭则饮而思咸，乃不易之理也；口吐白沫者，肺气虚而燥也；筋惕①者，血液无以荣养筋脉也。夫以阴惨之邪，偏酿此枯燥之疾，盖缘医者过投辛烈耳。阴皆将尽之孤注，阳仅膏覆之残焰，惟炙甘草汤可增其壳内络外之脂液也，故可与。

炙甘草汤 即复脉汤。滋阴和阳法。经

甘草二钱，蜜炙　人参一钱　火麻仁一钱，炒　阿胶一钱，后烊化　干地黄八钱　亘麦冬四钱　桂枝一钱　生姜一钱　大枣三枚，擘

清酒一杯、水三杯煎，去滓，再内②阿胶烊化，顿服，

---

① 惕：原作"踢"，据大成本、集成本改。
② 内：同"纳"。《史记·秦始皇本纪》曰："百姓内粟千石，拜爵一级。"

日二服，夜一服。筋惕①甚，以火麻仁易酸枣仁。

方解

本方亦名复脉汤，为滋阴之祖方也，其功固在地黄、麦冬、人参、甘草等一派甘寒纯静之品，而其妙全在姜、桂、白酒耳。盖天地之机，动则始化，静则始成，使诸药不得姜、桂、白酒，动荡其间，不能通行内外，补营阴而益卫阳，则津液无以复生，枯槁无以复润，所谓阳以相阴，阴以含阳，阳生于阴，柔生于刚，刚柔相济，则营卫和谐，营卫和则气血化，气血化则津液生，津液生则百虚理，脉之危绝安有不复者乎？兹阴邪已退，而燥涸复起，若非本方滋阴和阳，不足以化生津液而润枯槁。

伏阴病，诸症除，似寤似寐，呼之不应，脉微者，为气夺，宜独参汤。十五

诸症除者，谓伏阴应有之呕利转筋、肢冷溺闷②、声喑耳鸣等症悉已除也；似寤似寐者，寤主动属阳，寐主静属阴，阴出于阳则寤，阳入于阴则寐，呕利太过，则元气大伤，阴阳不相出入，故似寤非寤，似寐非寐；若呼之不应者，非耳闭不闻也，是气夺不语也。气夺则脉微。人参大补肺中元气，肺气旺则四藏之气皆旺，阴阳得以和协，精血得以资生，神明得以有归，而神识自清，机窍自灵，语言自利，寤寐不相混矣。勿作昏厥，浪用芳香开闭，益

卷上

二七

---

① 惕：原作"踢"，据大成本、集成本改。
② 溺闷（bì 闭）：尿闭。闷，二便不利。

夺元气而速其死也。

独参汤传

人参重则二两，轻则一两，至轻六钱，必须量人量症以施之
浓煎，顿服。待元气渐回，随症增减。

集解

柯韵伯曰：一人而系一世之安危者，必重其权而专
任之；一物而系一人之生死者，当大其服而独用之。故
先哲于气几息、血将脱之症，独用人参二两浓煎顿服，
能挽回性命于瞬息之间，非他物所可代也。世之用者，
恐或补住邪气，姑少少以试之，或稍加消耗之味以监制
之，其权不重，其力不专，人何赖以得生乎？如古方霹
雳散、大补丸，皆用一物之长，而取效最捷，于独参汤
何疑耶①？

妊妇伏阴病，立方须加芎归。十六

妊妇伏阴病，治法原与常人无异，但须保护胎元，故
按症立方，须佐芎藭、当归以保之。

伏阴病，呕利止，小便不利者，为未愈。十七

伏阴一症，当以阳和为愈，小便通利是阳和之征也。
兹呕利止，而小便仍不通利者，则知阳气未和，故云未
愈。此是病症进退之关，诊者最要细审机宜，以善其后。

---

① 柯韵伯曰……独参汤何疑耶：语本《删补名医方论》卷一。柯韵
伯，即柯琴，清代医家，字韵伯，号似峰，浙江慈溪人，著有《伤寒来苏
集》。

伏阴病，诸症除，小便不通者，不可与五苓，可与肾气汤。十八

膀胱者，州都之官，津液藏焉，气化则能出矣。呕利太过，津液已夺，且肺脾肾三经先为阴邪所困，膀胱不得气化可知，故诸症除而小便不通。诸症者，即伏阴所有之症也。不可与五苓者，以津液大伤之后，难堪再事渗利，重竭其液，故禁之。肾气汤功能扶阳化气，故可与。

肾气汤即肾气丸料。扶阳化气法。经

干地黄八两，酒焙　薯蓣四两　山茱萸二两　泽泻三两
茯苓三两　牡丹皮二两　桂枝一两　附子一两，炮　车前子二两　牛膝二两

共为粗末，每用八钱，水一杯煎服，以小便通利为度。不通，再煎服。

方解

方名肾气者，盖以肾具水火之用，化肾气，即以权水火也。地黄、薯蓣、丹皮、山茱以养阴中之水，茯苓、泽泻、车前、牛膝以利阴中之滞，桂、附益命火，以化阴中之真气，真气化则津生而肺利，土旺而脾和，于是水道通调，膀胱自利，小便自通矣。不作丸而作汤，以汤剂快捷于丸耳。

伏阴病欲解时，小便必通利。十九

小便通利，则表里三焦之阳气和矣，阳气和则阴邪消，故为欲解。

死　候

伏阴病，朝发暮死者，其症肢厥而躁，爪甲紫黑，神识不清也。一

此阳绝阴结之死候也。其症盖由内伏阴邪，外感寒气，或汗出浴水，或卧露贪凉，或劳汗感风，或恣饮冷水之所致也。《灵枢》曰：三虚者，其死暴疾也；得三实者，邪不伤人也。乘年之衰，逢月之空，失时之和，因为贼风所伤，是谓三虚①。《素问》曰：乘年之虚，则邪甚也；失时之和，亦邪甚也；遇月之空，亦邪甚也；重感于邪，则病危矣②。此正重感于邪也，故朝发暮死。

伏阴病，数欠者，阳气衰也，不治则阳绝而死。二

欠，俗称呵欠也。经云：人之欠者，何气使然？卫气昼日行于阳，夜半行于阴，阴者卧，阳者主上，阴者主下，故阴气积于下，阳气未尽，阳引而上，阴引而下，阴阳相引，故数欠。阳气尽，阴气盛，则目瞑。阴气尽而阳气盛，则寤③。此平人阴阳相引之理也。若病伏阴之人，阴邪盛于下，阳气衰于上，阳气欲与阴争，致引阴邪而上，阴上阳下，阳上阴下，彼此互争，故亦数欠。当急扶阳抑阴，以救危亡之阳。如医者以为病人呵欠为欲愈，因

---

① 三虚者……是谓三虚：语本《灵枢·岁露论》。
② 乘年之虚……则病危矣：语出《素问·至真要大论》。
③ 人之欠者……则寤：语本《灵枢·口问》。

循不治，势必阴胜阳绝而死。

伏阴病，小便利如豚肝汁者，死。三

小便不利，是阳气不化，法当扶阳化气，而医者以渗利之剂，重竭其液，致阴血莫保，随药下脱，而溲如豚肝汁，故死。他如湿温等症，有溲如豚肝汁者，不在此例。

伏阴病，与温通法，厥回，脉微续者生，暴复洪大者死，身热汗出如珠者速死。四

此皆药饵辛烈太过，暗夺真阴，致虚阳无所依附，出而不返，救阴挽阳，药之不及，故死。

伏阴病，肢厥转筋，与四逆理中等方，或汤熨艾灸等法，其病不减者，死。五

内外温通，其病不减者，阳气绝也，阳绝则死。

伏阴病，先转筋，续至舌卷囊缩者，死。六

筋者，聚于阴器，而脉络于舌本，肝者，筋之合也，故转筋之疾属于肝。肝藏虚，则阴邪易入，入则筋脉敛束，乱则舌卷囊缩而死。

伏阴病，先转筋，后少腹疼痛，或喘满者，死。七

少腹疼痛，肝病也，喘，肺病也，满，脾病也，皆非死症。若由转筋而致者，未有不死也，何者？转筋入里，是阳传于阴也，阳传于阴者死。

伏阴病，恶寒甚，脉伏而躁者，死。八

内外俱寒，有阴无阳也。

伏阴病，呕利止，厥回，小便利，为欲愈。而复厥下利者，死。九

呕利止，厥回，小便通利，为阴去阳还，故为欲愈。而复厥下利者，为阴复阳消，阴复阳消者，将还之阳气未安，而阴寒之邪复侵，则阳不能保矣，故死。

伏阴病，呕利已止，复欲下利而无利，时时眩冒者，死。十

此气质俱亡之候也。呕利已止，其病当愈，而复欲下利者，阴气下陷也，无利者，利尽而无物也，时时眩冒者，阳气上脱也，故死。

伏阴病，面黑者死，目直视者死，唇痿不收者死，鼻孔黑而气冷者死，齿黑而干者死。十一

此五者，见一则死。面黑，心气绝也；目直视，肝气绝也；唇痿不收，脾气绝也；鼻孔黑而气冷，肺气绝也；齿黑而干，肾气绝也。总之，面形阴惨，神气两夺者，皆死之征也。

伏阴病，厥逆，呼之不应，脉绝者，死。十二

前变症篇，诸症除，似寤似寐，呼之不应，脉微者，是气夺不语，大进独参汤，可愈。本条厥逆，呼之不应，脉绝者，阴邪盛，阳气绝也，故死。

妇人伏阴病，或未愈，或新瘥，不可乳哺，哺则脱营，其症喘促胀满，脉大而空，为难治。十三

营者血之标，血气为人身之阴阳，相抱而不相离也，

平协则两相依附。如阳欲上脱，阴下吸之，阴欲下脱，阳上吸之，故不能脱也。妇人伏阴病，或未愈，或新瘥，不可乳哺小儿者，未愈之时，阴阳各造其偏，新瘥之时，阴阳尚未平协，一经乳哺，则营离而气孤，气孤则放肆无归，而散逆于胸中，故为喘促胀满。脉大而空者，营脱之征也。阴阳脱离，有死而已，故难治。

卷　下

伏阴病目并方法

禁令十条，瘥后七条，计六方六法

伏阴病新瘥不得瞑_{半夏汤}

新瘥不欲食喜甘饮_{养胃汤加芍药}

腹满_{桔梗半夏汤}

不欲食食亦不化胸腹满闷_{异功散}

先食后不食心下微痛按之痛剧_{胡米煎}

声颤无力语不接续懒言声微无气以动_{独参汤}

饮食日增数日或十数日不大便腹无所苦

《伤寒论》阴病比类十八条，计六方十法

四逆汤_{义见通脉四逆汤}

理中圆

白通汤_{加猪胆汁一方}

真武汤

通脉四逆汤_{方见原病篇}

吴茱汤

《金匮经》阴病比类七条，计四方四法

四逆汤_{义见通脉四逆汤}

生姜半夏汤

鸡屎白散

狗屎一丸

《伤寒论》霍乱比类八条，计四方四法

理中丸方见前

桂枝汤方义见变症篇桂枝养荣汤

四逆汤又猪胆汁一方。义见通脉四逆汤

舌鉴，计二十五式

初病二式

易治四式

可治五式

危候七式

死症七式

禁　令

伏阴病，禁与清凉苦寒，与之必死。一

经云：无致邪，无失正，绝人长命①。喻嘉言②曰：病人阳气不足，阴气有余，则禁助阴泄阳③。清凉苦寒，皆助阴泄阳之药，用于阴惨之病，是致邪失正也，故与之必死。

伏阴病，心下满痛，不可消导，消导必死。二

既利且呕，正气已夺，难堪再事消克，即心下鞕满而

---

①　无致邪……绝人长命：语出《素问·五常政大论》。

②　喻嘉言：即喻昌，明末清初医家，字嘉言，号西昌老人，新建（今属江西南昌）人，著有《寓意草》《尚论篇》《尚论后篇》《医门法律》等。

③　病人阳气……助阴泄阳：语本《医门法律》卷一。

痛，不过厥气虚结耳。若与消导，是虚而益虚，故死。

伏阴病，转筋疼痛，神形已夺者，不可砭针。三

伏阴为患，不仅夺阳，并乱营血。转筋疼痛者，血乱筋虚，阴邪乘而搏之也；神形已夺者，气血伤而面尘肌消也。初治则内服温中通阳之剂，外用汤熨艾灸之法，取其助阳破阴耳。若砭针之法，泄气破血，施于阳热夹秽，内外胀满之痧症，立见奇功，而施于气血两夺之伏阴，则大犯虚虚之弊，安有不死？

伏阴病，神形已夺未夺，禁与芳香。四

伏阴本非胀闭之疾，芳香耗气，投之有损。

伏阴病，气夺不语者，与芳香即死。五

气夺不语，较他症内闭不语天渊。气夺者，正气败也，当以大剂独参汤救之；内闭者，邪气实也，当以芳香逐秽先开其闭。若认此症为闭症而投芳香，则几几欲息之气绝矣。

伏阴病后，大便不通者，不可攻下。六

病后大便不通有二：一则津液内夺，肠胃枯槁也；一则泄利太过，糟粕未满也。若投攻下，则将复之正气必随药而脱。

伏阴病，冷汗自出者，禁酸敛。七

此皆阴盛阳衰，不能卫外，致汗随气泄也，当以扶阳为是。酸敛止汗，则气机闭塞，而阴邪益盛。

伏阴病，形肉已夺，小便不通者，不可与渗利。八

形肉已夺者，气血俱败也，气血败则津液竭，五苓等渗利之药，纯阳不化，不但不能通调水道，抑且重夺津液，故不可与。若与暑湿泄利及伤寒水停少腹比例，则误矣。

伏阴病，不可过投辛烈。九

伏阴之病，固以温通为主治，惟期恰中病情，不可过当。若辛烈太过，暗耗真阴，阴邪虽退，而阴液已亡，阴亡则阳无所附，浮游变幻，不可复理，如此死者，医杀之也，可不慎欤？

伏阴病转筋，不可与木瓜，与则邪留。十

伏阴以小便通利为愈，木瓜敛阴闭阳，阻涩小便，小便不利，阳气不和，阳气不和则阴邪留而不去。

瘥　后

伏阴病新瘥，不得瞑者，宜半夏汤。一

《灵枢经》云：厥气客于五脏六腑，则卫气独卫于外，行于阳，不得入于阴，行于阳则阳气满，阳气满则阳跷盛，不得入于阴，阴虚，故目不瞑。治之奈何？饮以半夏汤一剂，阴阳已通，其卧立至①。盖瞑者，目合而寐也，目不合则卧不安。厥气者，阴邪上逆也。兹伏阴新瘥，阴邪已退矣，而胃气未和，阳不得入于阴，独行于外，故目

---

① 厥气客于……其卧立至：语本《灵枢·邪客》。

不得瞑。宜遵经方，用半夏汤。

半夏汤 亦名半夏秫米汤。引阳入阴法。经

半夏三钱，制　秫米六钱，即稬粟米

千里长流水扬万遍，取三杯，苇薪火煎，饮一杯，稍
益，以知为度，覆杯则瞑，汗出则已。须如法煎则效。

方解

阳气下交于阴则寐，胃居中焦，为阴阳出入之道路
也，胃不和则道路阻，阳气不得入于阴，而独行于外，故
不得瞑。半夏和胃，通阴阳，秫米益阴，利大肠，用千里
长流水扬万遍，苇薪火煎，盖取急下通关之义。秫米臣半
夏而反倍于半夏者，以大肠为胃之下关，和胃重在利肠
耳。阴阳通则营卫和，故覆杯则瞑，汗出则已。

伏阴病新瘥，不欲食，但喜甘饮者，可与养胃汤加芍
药。二

病时过服辛燥，暗劫胃阴，较之呕利所伤者，尤为难
复，故瘥后不欲食。不欲食者，胃虚不纳谷也；喜甘饮
者，土虚津竭也。养胃汤，原为养胃润槁设，此处加芍
药，变为酸甘化阴之剂，则胃阴易复，阴复则胃和，而谷
食自进矣。若心下胀痛，不欲食者，不在此例。

伏阴病新瘥，腹满者，与桔梗半夏汤。三

腹满有虚有实，皆属脾病，脾气不和而为胀满。经
云：腹满不减者为里实，当下之；腹满时减者为里虚，当

温之①。又阳邪内陷而为胀满者，则口燥咽干；阴邪入里而为胀满者，则呕利厥逆。伏阴新瘥而满者，脾气虚，不能运布津液，凝注而为饮邪也，邪胜正虚，则阴阳不和，清浊相混，而腹满见焉。法宜分理清浊，则腹满自除，故与桔梗半夏汤。

桔梗半夏汤 分理清浊法。传

半夏二钱，姜制　陈橘红一钱　茯苓一钱　甘草五分　桔梗一钱

水三杯，加生姜一钱，煎，去滓，温服。

方解

凡痰饮之病，悉以二陈为主方，其功在运脾和胃，理气化痰耳。本方加桔梗，以桔梗能升能降，佐二陈，调和阴阳，分理清浊，则脾虚不能运布津液，为饮为痰而满者，庶可即除。

病后不欲食，食亦不化，胸腹满闷者，与异功散。四

病后不欲食者，胃气虚也；食不化者，脾气虚也；胃虚则不纳谷，脾虚则失健运，饮食不化则气机壅塞，故胸腹满闷。法宜健脾养胃，用异功散，勿认实症而进消导。

异功散 健脾养胃法。传

人参二钱　白术二钱，姜汁炒　茯苓二钱　甘草一钱，炙　陈皮一钱

---

① 经云……当温之：语见《医效秘传》卷二。

共为粗末，加生姜六分，大枣五枚，水一杯煎服。

方解

四君子汤，中正和平，为健脾养胃之良方也。加陈皮，名异功散，以主治气虚而兼气滞，取效最捷，则异功之名称焉。

病后数日，先食，后不欲食，心下微痛，按之痛剧者，宜胡米煎。五

病后饮食将开，食之过饱，使新复之脾胃运化不及，而停滞难消，故为是候。异功散鞭长莫及，非所宜也。惟以胡米煎小和之，切勿与消克夺正。

胡米煎理中行滞法

陈米一勺，姜汁浸透，锅内炒胡成炭，水一杯煎服。

方解

米禀天地冲和之气以生，味甘性凉，理脾和胃，陈者尤佳。用姜汁浸透，炒胡成炭，则行不伤正，为虚人消滞无上妙方。

病后声颤无力，语不接续，或懒言，或语声轻微，无气以动者，均宜独参汤。六

病时误投消克，元气大伤，故病退而见此等虚象。人参得天地精英之气以生，其气属阳，而其体属阴，与人之气体合其德，故于人身无所不补。凡气血大虚者，均宜服之。

病后饮食日增，数日不大便，甚有十数日不行，而腹

无所苦者，勿服药。如投通利，死不终朝^①。七

伏阴呕利转筋，大伤营液，肠胃为之干枯，传道因而钝滞，故病后饮食日增，而数日不大便，甚有十数日不行者，犹水涸舟停耳。腹中既无所苦，无病可知。饮食日增，则营液日化，迟不数日，营液充足，大便自行矣，故不必服药。如作实症，浪投通利，必致正气随药而脱，死不终朝。

《伤寒》阴病比类^②

自利不渴者，属太阴，以其藏有寒故也，当温之，宜服四逆辈。原文一

集注

程知^③曰：言太阴自利为寒，宜温者也。少阴属肾水，热入而耗其水，故自利而渴。太阴属脾土，寒入而从其湿，则不渴而利，故太阴自利当温也。

程应旄^④曰：三阴同属藏寒，少阴厥阴有渴证，太阴独无渴证者，以其寒在中焦，总与龙雷之火无涉。少阴中有龙火，底寒甚则龙升，故自利而渴。厥阴中有雷火，故

---

① 不终朝：不过当天。

② 伤寒阴病比类：此下内容皆采自《医宗金鉴·订正仲景全书·伤寒论注》有关条文，不赘注出处。

③ 程知：清代医家，字扶生，海阳（今广东潮州）人，著有《医经理解》。

④ 程应旄：清代医家，字郊倩，新安（今安徽徽州）人，著有《伤寒论后条辨》《伤寒论赘余》等。

有消渴。太阳一照，雷雨收声，故发热则利止，见厥而复利也。

魏荔彤①曰：自利二字，乃未经误下误汗误吐而成者，故知其藏本有寒也。

理中圆方_经

人参　白术　甘草_炙　干姜_{各三两}

上四味捣筛，蜜和为丸如鸡子黄许大，以沸汤数合和一丸研碎，温服之，日三服，夜二服。腹中未热，益至三四丸，然不及汤。汤法：以四物依两数切，用水八升煮取三升，去滓，温服一升，日三服。加减法：若脐上筑者，肾气动也，去术，加桂四两；吐多者，去术，加生姜三两；下多者，还用术；悸者，加茯苓二两；渴欲得水者，加术足前成四两半；腹中痛者，加人参足前成四两半；寒者，用干姜足前成四两半；腹满者，去术，加附子一枚。服汤后如食顷，饮热粥一升许，微自温，勿发揭衣被。

集解

程应旄曰：阳之动始于温，温气得而谷精运，谷气升而中气赡②，故名曰理中，实以燮理之功予中焦之阳也。盖谓阳虚即中气失守，膻中无发宣之用，六腑无洒陈之功，犹如釜薪失焰，故下利清谷，上失滋味，五藏凌夺，

---

① 魏荔彤：清代医家，字赓虞、淡庵，号念庭、怀舫，直隶柏乡（今河北柏乡）人，著有《伤寒论本义》《金匮要略本义》等。

② 赡：充足。

诸证所由来也。参、术、炙草所以守中州，干姜辛以温中，必假之以燃釜薪而腾阳气，是以谷入于阴，长气于阳，上输华盖，下摄州都，五脏六腑皆受气矣，此理中之旨也。若水寒互胜，即当脾肾双温，加之以附子，则命门益而土母温矣。白术补脾，得人参则壅气，故脐下动气，吐多腹满，皆去术也。加桂以伐肾邪，加生姜以止呕也，加附子以消阴也。下多者，湿胜也，还用术燥湿也；渴欲饮水，津渴也，加术使饮化津生也；心下悸，停水也，加茯苓导水也。腹中痛，倍人参，虚痛也；寒者，加干姜，寒甚也。

少阴病，下利，白通汤主之。原文二

集注

《金鉴》曰：少阴病，但欲寐，脉微细，已属阳为阴困矣，更加以下利，恐阴降极，阳下脱也。故君以葱白，大通其阳而上升，佐以姜、附，急胜其阴而缓降，则未脱之阳可复矣。

方有执①曰：少阴病而加下利者，不独在经，而亦在藏，寒甚而阴盛也。治之以干姜、附子者，胜其阴则寒自散也。用葱白而曰白通者，通其阳则阴自消也。

程知曰：少阴病，谓有脉微细、欲寐证也。少阴下利，阴盛之极，恐致格阳，故用姜、附以消阴，葱白以升

---

① 方有执：明代医家，字中行，号九山山人，安徽歙县人，著有《伤寒论条辨》。

阳。通云者，一以温之而令阳气得入，一以发之而令阴气易散也。

汪琥①曰：肾虚无火，不能主水，故下利。用白通汤者，温里以散寒也。

白通汤方 经

葱白四茎　干姜一两　附子一枚，生，去皮，破八片

上三味，以水三升煮取一升，去滓，分温再服。

集解

汪琥曰：此方与四逆汤相类，独去甘草，盖驱寒欲其速，辛烈之性，取其骤发，直达下焦，故不欲甘以缓之也。而犹重在葱白，少阴之阴，天之寒气亦为阴，两阴合而偏于下利，则与阳气隔绝不通，姜、附之力虽能益阳，不能使真阳之气必入于阴中，惟葱白味辛，能通阳气，令阴得阳而利，庶可愈矣。盖大辛大热之药，不过藉以益人阳气，非有以通之，令真阳和会，而何以有济也耶？

少阴病，下利脉微者，与白通汤，利不止，厥逆无脉，干呕烦者，白通加猪胆汁汤主之。服汤，脉暴出者死，微续者生。原文三

集解

《金鉴》曰：此承上条，详申其脉，以明病进之义也。

---

① 汪琥：清代医家，字苓友，号青溪子，江苏长州人，著有《伤寒论辨证广注》等。

少阴病，下利脉微者，与白通汤，下利当止，今利不止，而转见厥逆无脉，更增干呕而烦者，此阴寒盛极，格阳欲脱之候也。若嵩①以热药治寒，寒既甚，必反格拒而不入，故于前方中加人尿、猪胆之阴，以引阳药入阴。经曰逆者从之②，此之谓也。无脉者，言诊之而欲绝也。服汤后，更诊其脉，若暴出如烛烬焰高，故主死；若其脉徐徐微续而出，则是真阳渐回，故可生也。故上条所以才见下利，即用白通以治于未形，诚善法也。

白通加猪胆汁汤方<small>经</small>

葱白四茎　干姜一两　附子一枚，生，去皮，破八片　人尿五合　猪胆汁一合

已上三味，以水三升煮取一升，去滓，内胆汁、人尿，和令相得，分温再服。若无胆，亦可用。

集解

《金鉴》曰：是方即前白通汤加人尿、猪胆汁也。加尿、胆者，从其类也。下咽之后，冷体既消，热性便发，情且不违，而致大益，则二气之格拒可调，上下之阴阳可通矣。

少阴病，欲吐不吐，心烦，但欲寐，五六日自利而渴者，属少阴也。虚，故引水自救。若小便色白者，少阴病

---

① 嵩：同"专"。王国维《释觯觛卮𦉢𦉢》："古书多以'嵩'为'专'。"

② 逆者从之：语本《素问·至真要大论》。

形悉具。小便白者，以下焦虚有寒，不能制水，故令色白也。原文四

集注

成无己^①曰：欲吐不吐，心烦者，表邪传里也。若腹满痛，则属太阴，此但欲寐，则知属少阴。五六日邪传少阴之时，若自利不渴，寒在中焦，属太阴也，此自利而渴，为寒在下焦，属少阴也。肾虚水燥，故渴欲引水自救；下焦虚寒，故小便色白。下利而渴，小便色白，非里热可知矣。

少阴病，饮食入口则吐，心中温温欲吐，复不能吐，始得之，手足寒，脉弦迟者，此胸中实，不可下也，当吐之。若膈上有寒饮，干呕者，不可吐也，当温之，宜四逆汤。原文五

按：温温当是嗢嗢。嗢嗢者，乃吐饮之状也。

方解

程知曰：此言少阴饮吐，为肾邪上逆，当温不当吐也。欲吐不吐，阴邪上逆之证也。若始得病时，邪未深入，其手足但寒而不厥，脉但弦迟而不沉细，则为邪实胸中，寒尚在表，属于阳分，当吐而不当下。吐者有物，呕则无物，两者须辨。若膈上有寒饮，但见干呕而不能吐出，则是阴寒上逆，当温而不当吐也。曰急温者，明不温则见厥逆无脉诸变证也。

---

① 成无己：金代医家，山东聊摄（今山东聊城）人，著有《注解伤寒论》《伤寒明理论》等。

程应旄曰：寒在胸中，法不可下，而属实邪，但从吐法，一吐而阳气得通，吐法便是温法。若膈上有寒饮，干呕者，虚寒从下而上，阻留其饮于胸中，究非胸中之病也，直从四逆汤急温其下可矣。

少阴病，脉微细沉，但欲卧，汗出不烦，自欲吐，至五六日自利，复烦躁，不得卧寐者，死。原文六

集解

《金鉴》曰：此发明上条，互详脉证，失于急温致变之义也。脉微细沉，但欲卧，少阴寒也，当无汗，今反汗出不烦，乃少阴亡阳也。且自欲吐，阴寒之邪上逆，正当急温，失此不治。因循至五六日，加之自利，复烦躁，不得卧寐者，此少阴肾中真阳扰乱，外越欲绝之死证，此时即温之亦无及矣。

少阴病二三日不已，至四五日，腹痛，小便不利，四肢沉重疼痛，自下利者，此为有水气，其人或咳，或小便不利，或下利，或呕者，真武汤主之。原文七

集注

《金鉴》曰：论中心下有水气，发热有汗，烦渴引饮，小便不利者，属太阳中风，五苓散证也。发热无汗，干呕不渴，小便不利者，属太阳伤寒，小青龙汤证也。今少阴病二三日不已，至四五日，腹痛下利，阴寒深矣。设小便利，是纯寒而无水，乃附子汤证也。今小便不利，或咳或呕，此为阴寒兼有水气之证。故水寒之气，外攻于表则四

肢沉重疼痛，内盛于里则腹痛自利也。水气停于上焦胸肺，则咳喘而不能卧；停于中焦胃府，则呕而或下利；停于下焦膀胱，则小便不利而或少腹满。种种诸证，总不外乎阴寒之水，而不用五苓者，以非表热之饮也，不用小青龙，以非表寒之饮也，故惟主以真武汤，温寒以制水也。

喻昌曰：太阳篇中厥逆、筋惕肉𥆧而亡阳，用真武矣。兹少阴之水湿上逆，仍用真武以镇摄之，可见太阳①膀胱与少阴肾一脏一腑，同为寒水，府邪为阳邪，藉用麻、桂为青龙，藏邪为阴邪，藉用附子为真武。

真武汤方经

茯苓三两　芍药三两　生姜三两，切　白术二两　附子一枚，泡去皮，破八片

上五味，以水八升煮取三升，去滓，温服七合，日三服。若咳者，加五味子半升，细辛、干姜各一两；若小便利者，去茯苓；若下利者，去芍药，加干姜二两；若呕者，去附子，加生姜足前成半斤。

集解

《金鉴》曰：小青龙汤，治表不解，有水气，中外皆寒实之病也；真武汤，治表已解，有水气，中外皆寒虚②之病也。真武者，北方司水之神也，以之名汤者，赖以镇水之义也。夫人一身，制水者脾也，主水者肾也，肾为胃

---

① 太阳：原作"太阴"，据集成本及《医宗金鉴》卷七改。
② 寒虚：原作"寒实"，据《医宗金鉴》卷七改。

关，聚水而从其类者，倘肾中无阳，则脾之枢机虽运，而肾之关门不开，水虽欲行，孰为之主？故水无主制，泛溢妄行，而有是证也。用附子之辛热，壮肾之元阳，而水有所主矣；白术之苦燥，建立中土，而水有所制矣；生姜之辛散，佐附子以补阳，温中有散水之意；茯苓之淡渗，佐白术以健土，制水之中有利水之道焉；而尤妙在芍药之酸敛，加于制水主水药中，一以泻木，使子盗母虚，得免妄行之患，一以敛阳，使归根于阴，更无飞越之虞。孰谓寒阴之品无益于阳乎？而昧者不知承制之理，论中误服青龙发汗亡阳，用此汤者，亦此义也。然下利，减芍药者，以其阳不外散也，加干姜者，以其温中胜寒也；水寒伤肺则咳，加细辛、干姜者，散水寒也，加五味子者，收肺气也；小便利者，去茯苓，以其虽寒而水不能停也；呕者，去附子，倍生姜，以其病非下焦，水停于胃也，所以不须温肾以行水，只当温胃以散水，佐生姜者，功能止呕也。

少阴病，下利清谷，里寒外热，手足厥逆，脉微欲绝，身反不恶寒，其人面色赤，或腹痛，或干呕，或咽痛，或利止脉不出者，通脉四逆汤主之。原文八

集注

《金鉴》曰：少阴肾也，肾象乎坎，一阳陷于二阴之中，二阴若盛，则一阳必衰，阴邪始得内侵，孤阳因之而外越也。下利清谷，手足厥冷，脉微欲绝，里阴盛极也；身反不恶寒，面色反赤，其外反热，格阳于外也。故虽有

腹痛、干呕、咽痛等证，亦当仿白通汤之法，加葱于四逆汤中，以消其阴而复其阳可也。

程应旄曰：热因寒格，无论腹痛、干呕、咽痛，皆下利中格阳之证。即使利止，而脉仍前欲绝不出，亦不得谓里寒已退，辄妄治其外热也。须循四逆汤例，消阴翳于下部，但加葱白宣阳气于下焦，使阳气通而脉亦出，始为真愈。

少阴病，吐利，手足不逆冷，反发热者，不死。脉不至者，灸少阴七壮。原文九

集解

《金鉴》曰：少阴吐利，法当逆冷，今不逆冷，反发热者，是阳未衰，故曰不死。若脉不至，虽有外热，恐是假热，须防阳脱，宜急灸少阴，速通其阳，则脉可复也。

程知曰：前条通脉四逆汤，是里寒外热，手足逆冷而脉不至者也。此条用灸法，是里寒外热，手足不逆冷而脉不至者也。少阴动脉在足内踝。

汪琥曰：经云肾之原出于太溪①，灸少阴当灸太溪，二穴在内踝后跟骨动脉陷中。

少阴病，吐利，手足逆冷，烦躁欲死者，吴茱萸汤主之。原文十

集注

程应旄曰：温法原为阴寒而设，故真寒类多假热。凡

---

① 肾之原出于太溪：语出《难经·六十六难》。

阴盛格阳、阴证似阳等，皆少阴蛊惑人耳目处，须从假处勘出真来，方不为之牵制。如吐利而见厥冷，是胃阳衰而肾阴并入也，谁不知为寒者，顾反见烦躁欲死之证以诳之，是皆阳被阴拒而置身无地，故有此象。吴茱萸汤，挟木力以益火势，则土得温而水寒却矣。

吴茱萸汤方经

吴茱萸一升　人参三两　生姜一两　大枣十二枚

上四味，以水七升煮取二升，温服七合，日三服。

集解

方有执曰：吐则伤阳，利则损阴。厥冷者，阴损而逆也；烦躁者，阳伤而乱也。茱萸辛温，散寒暖胃而止呕，人参甘温，益阳固本而补中，大枣助胃益脾，生姜呕家圣药，故四物者，为温中降逆之所须也。

少阴病，吐利，躁烦，四逆者，死。原文十一

集注

张璐①曰：此条与上条不殊，何彼可治而此不可治耶？必是已用温中不愈，转加躁烦，故主死耳。

少阴病，恶寒，身蜷而利，手足厥冷者，不治。原文十二

集注

《金鉴》曰：此互详上条手足逆冷不治之义也。恶寒，身蜷而卧，虽系少阴证，而不至于死。若下利不止，手足

---

① 张璐：清代医家，字路玉，号石顽老人，长州（今江苏苏州）人，著有《张氏医通》《千金方衍义》等。

逆冷不回，是有阴无阳，即不吐利躁烦，亦不可治也。

少阴病，四逆恶寒而身蜷，脉不至，不烦而躁者，死。<small>原文十三</small>

集注

《金鉴》曰：此总承上三条以明不治之死证也。四逆，谓四肢逆冷，过肘膝而不回也。表阳虚，故恶寒也。阴主屈，故蜷卧不伸也。脉不至，则生气已绝，若有烦无躁，是尚有可回之阳，今不烦而躁，则是有阴无阳，故曰死也。

少阴病，下利，脉微涩，呕而汗出，必数更衣，反少者，当温其上，灸之。<small>原文十四</small>

集注

程应旄曰：少阴病，下利，阳微可知。乃其脉微而且涩，则不但阳微，而阴且竭矣。阳微，故阴邪逆上而呕，阴竭，故汗出而勤努责。一法之中，既欲助阳，兼欲护阴，则四逆、附子辈俱难用矣。惟灸顶上百会穴以温之，既可代姜、附辈之助阳而行上，更可避姜、附辈之辛窜而燥下，故下利可止，究于阴血无伤。可见病在少阴，不可以难用温者遂弃夫温也。

少阴病，下利止而头眩，时时自冒者，死。<small>原文十五</small>

集注

方有执曰：头眩，俗谓昏晕也。诸阳在头，下利止而头眩者，阳无依附，浮越于外，神气散乱，故时时自冒也，死可知矣。

张璐曰：人身阴阳，相为依附者也，阴亡于下，则诸阳之上聚于头者纷然而动，所以头眩，时时自冒，阳脱于上而主死也。可见阳回利止则生，阴尽利止则死矣。

汪琥曰：下利止则病当愈，今者反为死候，非阳回而利止，乃阳脱而利尽也。

少阴病六七日，息高者，死。_{原文十六}

集注

程知曰：肾为生气之原，息高则真气散走于胸中，不能复归于气海，故主死也。

程应旄曰：夫肺主气，而肾为生气之源，盖呼吸之门也，关系人之死生者最巨。息高者，生气已绝于下而不复纳，故游息仅呼于上而无所吸也。死虽成于六七日之后，而机自兆于六七日之前。既值少阴受病，何不豫①为固护，豫为堤防，致令真阳涣散而无可复返乎？凡条中首既谆谆禁汗，继即急急重温，无非见及此耳。

魏荔彤曰：七日之久，息高气逆者，与时时自冒，同一上脱也。一眩冒而阳升不返，一息高而气根已铲，同一理而分见其证者也，故仲景俱以死期之。

少阴病，下利，若利自止，恶寒而蜷卧，手足温者，可治。_{原文十七}

---

① 豫：同"预"。《玉篇·象部》："豫，逆备也，或作'预'。"

集注

《金鉴》曰：少阴病，恶寒厥冷，下利不止者，阴寒盛也。今下利能自止，手足能自温，虽恶寒蜷卧，乃阴退阳回之兆，故曰可治。

少阴病，恶寒而蜷，时自烦，欲去衣被者，可治。_{原文十八}

集注

《金鉴》曰：少阴病，恶寒而蜷，阴寒证也。若时自烦，欲去衣被者，此阳回阴退之征，故曰可治。

《金匮》阴病比类①

呕而脉弱，小便复利，身有微热，见厥者，难治，四逆汤主之。_{原文一}

集注

《金鉴》曰：呕而心烦，心中懊憹，内热之呕也。今呕而脉弱，正气虚也；小便复利，中寒盛也；身有微热，而复见厥，曰难治者，此为寒盛格热于外。非呕而发热者比，故以四逆汤胜阴回阳也。

尤在泾②曰：脉弱便利而厥，为内虚且寒之候。则呕非火邪，而是阴气之上逆，热非实邪，而是阳气之外越矣，故以四逆汤救阳驱阴为主。然阴方上冲，而阳且外

---

① 金匮阴病比类：此下内容主要采自《医宗金鉴·订正仲景全书·金匮要略注》有关条文，不赘注出处，个别采自他书者，注明出处。

② 尤在泾：即尤怡。清代医家，字在泾、在京，号拙吾、词鹤山人，吴县（今江苏苏州）人，著有《伤寒贯珠集》《金匮要略心典》《金匮翼》等。

走，其离决之势有未可即为顺接者，故曰难治。或曰：呕与身热为邪实，厥利脉弱为正虚，虚实互见，故曰难治，四逆汤舍其标而治其本也。亦通①。

高世栻②曰：呕者水去，寒犹在上，小便当少。今复利者，寒亦在下也。脉弱者，气衰于内。身微热者，格阳于外。呕证如是，则上下寒而内外虚。若见手足逆冷而厥者，则表里阴阳之气不相顺接，故为难治。四逆汤主之，生附子壮火回阳以治厥，干姜温脾暖胃以治呕，甘草安中，调上下以治内外也。

病人胸中似喘不喘，似呕不呕，似哕不哕，彻心中愦愦无奈者，生姜半夏汤主之。原文二

集注

尤在泾曰：寒邪搏饮，结于胸中而不得出，则气之呼吸往来出入升降者阻矣。似喘不喘，似呕不呕，似哕不哕，皆寒饮与气相搏互击之证也。且饮，水邪也，心，阳藏也，以水邪而逼处心藏，欲却不能，欲受不可，则彻心中愦愦然无奈也。生姜半夏汤，即小半夏汤而生姜用汁，则降逆之力少，而散结之力多，乃正治饮气相搏，欲出不出者之良法也③。

---

① 脉弱便利……亦通：语本《金匮要略心典》卷下。

② 高世栻：清代医家，字士宗，钱塘（今浙江杭州）人，从师于张志聪，纂集张志聪所注解的《伤寒论集注》，著有《素问直解》《医学真传》等。

③ 寒邪搏饮……之良法也：语出《金匮要略心典》卷下。

沈明宗①曰：似喘不喘，似呕不呕，似哕不哕，诚不是喘，不是呕，不是哕也。彻者通也，竟是通心中愦愦然无奈，即泛泛恶心之义也。

生姜半夏汤方 经

半夏半升　生姜汁一升

上二味，以水三升煮半夏，取二升，内生姜汁，煮取一升半，小冷，分四服，日三夜一服。止，停后服，不止，再煎服如前法。

集解

李彣②曰：生姜、半夏辛温之气，足以散水饮而舒阳气，然待小冷服者，恐寒饮固结于中，拒热药而不纳，反致呕逆。今热药冷饮，下嗌之后冷体既消，热性便发，情且不违而致大益，此《内经》之旨也。此方与前半夏干姜汤略同，但前温中气，故用干姜，此散停饮，故用生姜，前因呕吐上逆，顿服之则药力猛峻，足以止逆降气，呕吐立除，此心中无奈，寒饮内结，难以猝消，故分四服，使胸中邪气徐徐散也。

下利，手足厥冷，无脉者，灸之不温，若脉不还，反微喘者，死。少阴负趺阳③者，为顺也。原文三

---

① 沈明宗：清代医家，字目南，号秋湄，携李（今浙江嘉兴）人，著有《伤寒六经辨证治法》《金匮要略编注》。

② 李彣：清代医家，字珥臣，钱塘（今浙江杭州）人，著有《金匮要略广注》。

③ 趺阳：趺阳。

集注

尤在泾曰：下利厥冷无脉，阴亡而阳亦绝矣。灸之所以引既绝之阳，乃厥不回，脉不还，而反微喘，残阳上奔，大气下脱，故死。下利为土负水胜之病，少阴负趺阳者，水负而土胜也，故曰顺①。

《金鉴》曰：下利，手足厥冷，脉绝无者，有阴无阳之脉证也。虽用理中、四逆辈，恐其缓不及事。急灸脐下以通其阳，若脉还，手足温者，生，脉不还，手足不温，反微喘者，阳气上脱也，故死。

下利，脉沉而迟，其人面少赤，身有微热，下利清谷者，必郁冒，汗出而解，病人必微厥。所以然者，其面戴阳，下虚故也。_{原文四}

集注

喻嘉言曰：下利，脉沉迟，面少赤，身微热者，阴盛而格阳在上在外也。若其人阳尚有根，其格出者终必复返，阳返而阴未肯降，必郁冒少顷，然后阳胜而阴出为汗，阴出为汗，阴邪乃解，自不下利矣。阳入阴出，俨有龙战于野，其血玄黄②之象，病人能无微厥乎③？

下利后，脉绝，手足厥冷，晬时④脉还，手足温者生，

---

① 下利厥冷……故曰顺：语出《金匮要略心典》卷下。

② 龙战……玄黄：出自《周易·坤卦·上六》。坤卦为阴卦，上六为阴亢极而阳初生，故"龙战于野"。玄黄，流血貌。

③ 下利……无微厥乎：语本《医门法律》卷二。

④ 晬（zuì 醉）时：一整天。

脉不还者死。_{原文五}

集注

喻嘉言曰：脉绝，不惟无其阳，亦无其阴，阳气破散，岂得阴气不消亡乎？晬时还，乃脉之伏者复出耳，脉岂有一息之不续也乎？仲景用灸法，正所以通阳气，而观其脉之绝与伏耳。故其方即名通脉四逆汤，服后利止，而脉仍不出，是药已大应，其非脉绝可知，又加人参以补其亡血，斯脉自出矣。成法具在，宜究心焉①。

转筋之为病，其人臂脚直，脉上下行，微弦，转筋入腹者，鸡屎白散主之。_{原文六}

集注

尤在泾曰：肝主筋，上应风气，肝病生风，则为转筋，其人臂脚直，脉上下行，微弦。经云诸暴强直，皆属于风也。转筋入腹者，脾土虚而肝木乘之也。鸡为木畜②，其屎反利脾气，故取治是病，且以类相求，则尤易入也③。

《金鉴》曰："臂"同"背"，古通用。臂脚直，谓足背强直，不能屈伸，是转筋之证也。脉上下行，谓迢迢长直，微弦不和，是转筋之脉也。中寒之人，外寒盛，则手足拘急转筋，痛不能忍，甚者入腹，则牵连少腹拘急而痛也。主之鸡屎白散，以治风寒痹气之在筋也。

---

① 脉绝……宜究心焉：语本《医门法律》卷二。
② 畜：原作"音"，据《金匮要略心典》卷下改。
③ 肝主筋……尤易入也：语出《金匮要略心典》卷下。

鸡屎白散方 ^经

鸡屎白

上一味为散，取方寸匕，以水六合和，温服。

救小儿卒死而吐利，不知是何病方。_{原文七}

狗屎一丸，绞汁灌之。无湿者，水煮干者取汁。

集解

《金鉴》曰：凡屎皆发阳气，用狗屎，亦取发阳气也。

《伤寒》霍乱比类^①

问曰：病^②有霍乱者何？答曰：呕吐而利，此名霍乱。

_{原文一}

集注

成无己曰：三焦者，水谷之道路，邪在上焦则吐而不利，在下焦则利而不吐，在中焦必既吐且利，以饮食不节，寒热不调，清浊相干，阴阳乖隔，而成霍乱。轻者只曰吐泻，重者挥霍撩乱，故曰霍乱。

问曰：病发热头痛，身疼恶寒，吐利者，此属何病？答曰：此名霍乱。自吐下，又利止，复更发热也。_{原文二}

集注

方有执曰：发热头痛，身疼恶寒，外感也；吐利，内伤

---

① 伤寒霍乱比类：此下内容皆采自《医宗金鉴·订正仲景全书·伤寒论注》有关条文，不赘注出处。

② 病：原作"治"，据《医宗金鉴》卷十四改。

也。上以病名求病证，此以病证实病名，反覆详明之意。

霍乱，头痛发热，身疼痛，热多欲饮水者，五苓散主之；寒多不用水者，理中丸主之。原文三

集注

方有执曰：霍乱热多，欲饮水者，阳邪盛也；寒多，不用水者，阴邪盛也。五苓散者，水行则热泻，是亦两解之谓也。理，治也，料理之谓；中，里也，里阴之谓。参、术之甘温里也，甘草甘平和中也，干姜辛热散寒也。

沈明宗曰：此言霍乱须分寒热而治也。头痛发热，身疼痛者，风寒伤于表也。外风而挟内热饮食，以致吐利，必欲饮水，当以五苓散两解表里，使邪从汗出，里邪即从小便而去。不欲饮水者，寒多无热，胃阳气虚，当以理中丸温中散寒为主。此以表里寒热辨证治病也。

吐利止，而身痛不休者，当消息和解其外，宜桂枝汤小和之。原文四

集注

方有执曰：吐利止，里和也；身痛，表退而新虚也；消息，犹言斟酌也；桂枝汤，固卫以和表也；小和，言少少与服，不过度之意也。

张锡驹①曰：《本经》凡言小和、微和者，谓微邪而毋庸大攻也。

---

① 张锡驹：清代医家，字令韶，钱塘（今浙江杭州）人，著有《伤寒论直解》《胃气论》等。

既吐且利，小便复利而大汗出，下利清谷，内寒外热，脉微欲绝者，四逆汤主之。_{原文五}

集注

成无己曰：吐利亡津液，则小便当少，小便复利而大汗出，津液不禁，阳气大虚也。脉微为亡阳，若无外热，但内寒，下利清谷，为纯阴证。此以外热为阳未绝，犹可与四逆汤救之。

吴人驹①曰：既吐且利而大汗出，则泄路尽开。而小便又复利，云复利者，反不欲其利而为收藏之地也。下利清谷，内寒外热，且脉微欲绝，一线之微阳，挽回诚为不易，四逆之施，讵可缓乎？

吐利汗出，发热恶寒，四肢拘急，手足厥冷者，四逆汤主之。_{原文六}

集注

程知曰：吐利而复汗出，阳气几于走失矣。发热恶寒，为阳未尽亡。四肢拘急，手足厥冷，不得不用四逆以助阳退阴也。又按少阴证云，恶寒身蜷而利，手足厥冷者，不治。又云下利恶寒而蜷卧，手足温者，可治。此之吐利汗出，四肢拘急，手足厥冷，而用四逆治之者，以有发热一证也。发热为阳未尽亡，犹是病人生机。故经又云吐利，手足不逆冷，反发热者，不死。

---

① 吴人驹：清代医家，字灵雅，安徽休宁人，著有《医经承启》。

吐已下断，汗出而厥，四肢拘急不解，脉微欲绝者，通脉四逆加猪胆汁汤主之。原文七

集注

《金鉴》曰：霍乱吐下已止，汗出而厥，四肢拘急，脉微欲绝者，乃中寒盛极，阻隔阳气，不达于四肢也，宜通脉四逆汤加猪胆汁，从阴以通阳也。

吐利发汗，脉平，小烦者，以新虚不胜谷气故也。原文八

集注

郑重光①曰：吐利发汗，脉平，阴退阳回，乃有此象，犹以新虚不胜谷气，而致小烦。盖霍乱吐利，晬时不可便与饮食，以胃气逆反，仓廪未固，不可便置米谷耳。

张锡驹曰：霍乱一病，夏秋最多，是风寒暑湿之邪中人，皆能病霍乱，非止一寒邪也。若吐利过甚，损伤中焦之气，以致阴阳间隔，手足厥冷，脉微欲绝，不多饮水者，无分寒暑，皆宜四逆、理中治之，盖邪盛而正实者当泻其邪，邪盛而正衰者宜扶其正。况夏月之时，阳气浮于外，阴气伏于内，复以冷风寒其形，冷水寒其胃，内外皆寒，风暑之邪未有不乘虚入于阴经者，所以夏月只有阴证而无伤寒。今人患暑证死而手足指甲皆青者，阴证也。古人以大顺散治暑，良有以也。

---

① 郑重光：清代医家，字在辛，号素圃，晚号完夫，安徽歙县人，著有《伤寒论条辨续注》《伤寒论证辨》《温疫论补注》等。

舌 鉴

伏阴发端膜原，多见此舌，宜用温通。

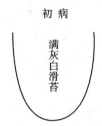

伏阴夹冷滞，立方宜加砂仁、干姜，温中化滞。

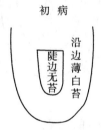

寒湿阻遏中阳，宜理中四逆辈。

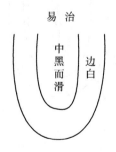

阴邪阻遏阳气，郁而化热，仍当温通。

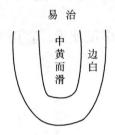

伏阴夹风，立方宜加桂枝。

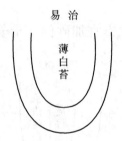

湿遏胸中，法当辛通渗湿。

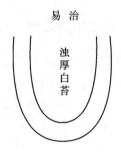

阴逼阳泛之舌，不可以有黄面，作为热症，当温下元。

可　治

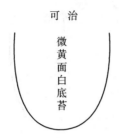

微黄面白底苔

心绝肺乘，因瓜果冷滞所伤，宜新制理中散。

可　治

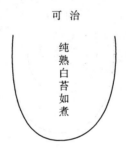

纯熟白苔如煮

伏阴过服辛燥，权用甘平。

可　治

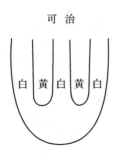

白　黄　白　黄　白

病后多见此舌，气虚之象，宜温中益气。

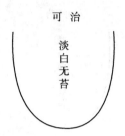

新瘥食荤之舌，宜胡米煎。

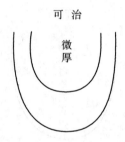

阴竭阳泛之舌，宜潜阳汤。

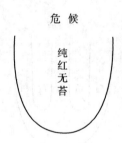

气液两竭，宜炙甘草汤。中虚亦有此舌，宜补中。

危 候

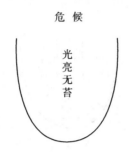

光亮无苔

根尖俱黑，中节独白，阴邪逼走真阳之象，急急救阳，用附子理中辈。

危 候

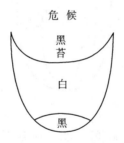

黑苔

白

黑

伏阴夹食，胸腹满痛，宜新制理中散。无津不治。

危 候

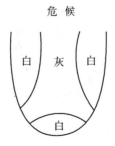

白　灰　白

白

寒湿结藏，法宜温通。

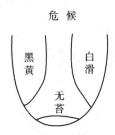

阳气衰微，宜理中等温之。

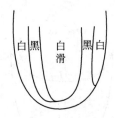

辛烈灼津，权用甘润，如石斛等味，救津可也。

阴寒之极，与理中四逆，厥不回者死。

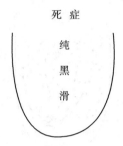

阴盛阳绝，死不治。

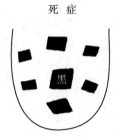

邪阴盛，真阴绝，死不治。

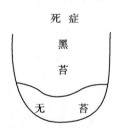

阴盛气乱，必死之舌也。

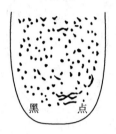

黑　点

火被水克，不治。

死 症
黑苔

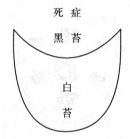

白
苔

舌卷而润，卵囊必缩，阴寒极则经脉敛，不治。

死 症

舌
卷

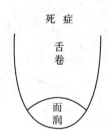

而
润

舌痿，不能言，阳气绝矣，死。

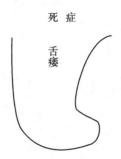

死　症

舌
痿

以上二十五式专为伏阴病绘，然兼症则变，难于拘定，兹略举其概，俾临诊有权，不致生死相混。

周宗槐跋

田君瀛峤，字云槎，余畏友①也。余不敏，不克②承先人志，操尺寸柄③以燮理民物，为两间弥阴阳之憾，妄思于里党中聊为补救，又苦家无积储，志多未逮。因忆范文正公④云不为良相，当为良医⑤，用究心医理，阅十余稔⑥矣，然未敢出而应世也。田君负不羁才，具经世略，足迹遍天下，卒不得志于时，归寄于医。盖其幼而聪慧，于书无所不读，医虽小道，曾三折肱焉。今年夏秋，疫疠大行，传染殆遍，时医皆掣肘⑦，死者相枕藉。友人劝余以术寿世，因得晤田君，聆其绪论，凡诊一病，皆洞悉本原。以故余立一方，必质于田君，心心相印，全活无算。至是德⑧余者益颂田君之神，因而日与过从，藉资砥砺⑨，得读其所著《医寄伏阴论》一书，方祖仲景，法师灵兰⑩，其用药也约而精，其立方也奇而正，发前人所未发，补前人所未逮，明白简易，尽善尽美，洵

---

① 畏友：道义相砥，过失相规而让人敬畏的朋友。
② 克：能够。
③ 柄：权力。
④ 范文正公：即范仲淹，北宋名臣，字希文，谥号文正，苏州吴县人。
⑤ 不为……良医：语本《能改斋漫录》卷十三。
⑥ 稔（rěn 忍）：年。
⑦ 掣肘：束手。
⑧ 德：感激。
⑨ 砥砺：勉励。
⑩ 灵兰：传说为黄帝藏书室名，指代黄帝。

救世之金丹也。用跋卷末，以志钦佩。

光绪十四年戊子孟冬月如小弟植三周宗槐谨跋

校注后记

《医寄伏阴论》，清代田宗汉所著。

田宗汉，字云槎，号瀛峤，汉川（今属湖北）人，生活于清咸丰至光绪间，清咸丰间举贡生，幼时诵经史及百家言，通天星、地舆、奇门、兵家、医家之学，有志于功名，曾挟策游当路，所以人评价说"田君者，盖志在医国，而不愿以术艺传也"。《医寄伏阴论》邹莲舫序称田氏"少年提剑走四方，挟策谒当路，尝出奇计，以功获职舆图，要隘无不在指顾间"，则其于兵事多有所长，曾任职兵部职方司。但仕途不利，"三起三蹶"，终于不得不隐迹于医。田氏行医为业大约始于清光绪九年（1883），邹莲舫称他"癸未归里，寄于医，数年来析微芒，决生死，罔不灵验"。虽然只是"寄于医"，却能"析微芒，决生死"，可见其人精于医，而名其书为"医寄"，又表现出其人不甘于医。所著《医寄》若干种，《中国中医古籍总目》著录有《医寄伏阴论》《医寄痰饮治效方》。后者二卷，今存清光绪汉川田氏刻本及抄本。另有《医寄温热审治》，稿成未刊，见邹莲舫序。此外，田氏家于汉江，留心其利弊，著有《汉水源委考》《湖北汉水全图》。

一、成书、刊行与版本

《医寄伏阴论》二卷，成书于清光绪十四年（1888），书成后田氏作了自序，并于当年请邹莲舫、卢肃卿作序，则其书完成于当年可以确定。清同治九年（1870），当地多先利后呕厥逆转筋之病，医者按霍乱治疗无效，田氏认为："霍乱初起，心腹绞痛，呕吐而利，此则先利后呕，并无腹痛，其非霍乱，已有明征。因默揣本年春霖坏麦，夏日衣绵，决其为沉阴内伏，晚发为患，此症当作伏阴治。"于是，"略仿其法，试之辄效，随笔记录，至光绪乙酉，阅十六年矣，复历验四次，遂编校成本，命曰《伏阴论》"，可见，其书自同治九年（庚午）至光绪十一年（乙酉）为资料收集、思考与实践的过程，凡十五年，而自光绪十一年（乙酉）至光绪十四年（戊子）为编校成书过程，凡三年。《医寄伏阴论》绝非鸿篇巨制，却浸润着田氏近二十年的苦心。

《医寄伏阴论》刊行于清光绪十七年（1891），即田氏自刻本，此本前有邹莲舫、卢肃卿、关棠、黄良辉、黄世崇五人的他序，书后有周宗槐作的跋，其中最晚者为黄世崇作于光绪十七年（1891）春的序文，则其书之刊行当在该年，是为初刻本。清光绪三十三年（1907），江宁府署重刊，为铅印本，江宁知府许星璧作序，是为重刻本。民国间曹炳章将《医寄伏阴论》辑入《中国医学大成》，有许星璧序，其所据应为重刊本，另有《伏阴论提要》，是为《中国医学大成》本。裘庆元将之辑入《珍本医书集成》，无许星璧序，其所据或是光绪初刻本，另有《医寄伏阴论提要》。

二、主要内容

《医寄伏阴论》分上、下两卷，卷上列时行伏阴总说、伏阴霍乱辨、原病（七条）、变症（十九条）、死候（十三条），卷下列禁令（十条）、瘥后（七条）、《伤寒》阴病比类、《金匮》阴病比类、《伤寒》霍乱比类、舌鉴。

"时行伏阴总说"与"伏阴霍乱辨"主要对伏阴之病进行界定，并与霍乱进行鉴别。第一，"伏阴"系春夏阳气开张之际，雨淫湿盛，致阳微寒生，寒湿相搏，结成阴霾之气，上客于肺，中客于脾，下客于肾，如不即病，则邪伏孙络，至夏秋时从阴而化，清浊升降失常，三焦表里营卫气血皆为所阻，于是诸症丛生，成伏阴之病；第二，"伏阴"之症有类霍乱，但与霍乱不同，霍乱心腹绞痛，呕利并作，伏阴则先利后呕，并无腹痛。

"原病"与"变症"仿《伤寒论》文体，以条文形式对伏阴病的常候与变症进行论述，如原病第一条"伏阴之为病，先利而后呕，脉微欲绝，甚则脉伏"，述伏阴脉证；原病第二条"伏阴病，胸中不乐，头微眩，四末微麻，小便不通，下利清水，喔喔欲呕者，苏砂平胃散主之"，述伏阴证治并方。条文下有详解，方下又有方解。"死候"诸条则列伏阴不治之候，如"伏阴病，朝发暮死者，其症肢厥而躁，爪甲紫黑，神识不清也"。

"禁令"列伏阴治疗之禁忌，如"伏阴病，禁与清凉苦寒，与之必死"，"伏阴病，转筋疼痛，神形已夺者，不

可砭针"，条下亦有详解。"瘥后"述伏阴初愈之调理，如
"伏阴病新瘥，不得瞑者，宜半夏汤"，"病后声颤无力，
语不接续，或懒言，或语声轻微，无气以动者，均宜独参
汤"，条下列半夏汤、桔梗半夏汤、异功散、胡米煎等方。

"《伤寒》阴病比类""《金匮》阴病比类""《伤寒》霍
乱比类"则以《医宗金鉴》相关内容为主，兼采尤在泾
《金匮要略心典》等书，以印证"伏阴"病机证治，其中
《伤寒》阴病比类、《伤寒》霍乱比类皆来自《医宗金鉴》，
《金匮》阴病比类除《医宗金鉴》外，又有采自尤在泾《金
匮要略心典》者四条及喻嘉言《医门法律》者二条。

"舌鉴"共二十五式，计初病二式，易治四式，可治五
式，危候七式，死症七式，绘舌图二十五幅，每图配有文
字，简说其诊治意义，如"初病·满灰白滑苔"，为"伏阴
发端膜原，多见此舌，宜用温通"；"危候·光亮无苔"，为
"气液两竭，宜炙甘草汤，中虚亦有此舌，宜补中"。

三、学术特色

《医寄伏阴论》篇幅精简，但学术特色鲜明，其书以
"伏阴"立论，理法方药一线贯穿，为中国医学史之仅见。

"伏阴"一词出于《左传》。《左传·昭公四年》载是
年春天"大雨雹"，大夫季武子问申丰"雹可御乎"，申丰
答语中有"冬无愆阳，夏无伏阴，春无凄风，秋无苦雨"
句。"冬无愆阳，夏无伏阴"两句相应，谓冬日无过盛之
阳，则夏季无潜藏之阴。西晋杜预注"愆阳"为冬温，

"伏阴"为夏寒，正是此义。如此阴阳和谐，于是"雷出不震，无灾霜雹，疠疾不降，民不夭札"。可知"伏阴"属阴阳失和，但杜预注"伏阴"为"夏寒"，究未说明其"寒"何来。《国语·周语下》载周灵王二十二年"谷、洛（二水名）斗，将毁王宫，王欲壅之"，太子晋认为不可，认为夏禹治水，"高高下下，疏川导滞，钟水丰物"，才使得"天无伏阴，地无散阳，水无沉气，火无灾燀，神无间行，民无淫心，时无逆数，物无害生"。此处"伏阴"与《左传》之义略同，但指天地阴阳而言，与人体无涉。元代朱丹溪《格致余论》有"夏月伏阴在内论"，认为"夏月经满，地气溢满，入经络受血，皮肤充实，长夏气在肌肉，所以表实，表实者里必虚"，因此"世言夏月伏阴在内，此阴字有虚之义，若作阴冷看，其误甚矣"，系将"伏阴"当作一种因季节而出现的体质状态，与《左传》《国语》之义皆不同。真正将"伏阴"作为致病因素，当推田宗汉。田氏所称"伏阴"与《左传》《国语》不同，亦与朱丹溪不同。田氏首先认定："阳气升于春，浮于夏，降于秋，沉于冬，是故春温夏热，秋凉冬寒，为四序之常候也。四序失则寒暑愆，非其时而有其气，则为异气。"嗣后称："春夏阳气开张之际，适值阴雨不止，雨淫湿盛，则阳气自微，而寒气自生，寒湿相搏，结成一团阴霾之气。"此"阴霾之气"若当时致病，即是"寒湿"，若不即病而伏于孙络，则为"伏阴"之邪。"伏阴"之邪至夏秋从阴而化，发于膜原，壅遏气机，致使三焦表里营卫气血皆为所阻，则发为"伏阴"之病。《素问·阴阳应象大论》称："冬伤于寒，春必病温；春伤于风，夏生飧泄；夏伤于暑，秋必痎疟；秋伤于湿，冬生咳嗽。"此为"伏气"致病说之滥觞，而将外感病分为"伏气"与"新感"两类，则始于宋代郭雍。明清时期温病各家竞起，叶天士《三时伏气外感篇》主论温热伏气，于阴寒伏气少有论及，而王孟英亦称"夏令发泄，所以伏暑之证多于伏寒也"，可知"伏阴"长期少有研究，更无体系可言。田氏认为"伏阴病，本寒湿阴邪伏藏肺、脾、肾三经孙络而晚发也"，鉴于前代鲜有论述，于是在《医寄伏阴论》中先立论而阐说，后辨证而用药，自成一体而补前贤之未备，既不背古训而又确有卓见，对中医外感病学在"伏阴"病领域的缺略进行了有效的补充与完善。

在诊断方面，田氏注意"伏阴"与霍乱、《伤寒》阴病、《金匮》阴病的鉴别，对《医宗金鉴》有关内容进行梳理摘录，形成"《伤寒》阴病比类""《金匮》阴病比类""《伤寒》霍乱比类"三篇，虽以述为主，却对"伏阴"证治意义重大。"舌鉴"部分图文相彰，对"伏阴"诊断有重要价值。

在治疗方面，田氏用方简练，且以《法》统《方》。书中"原病"用苏砂平胃散、附子理中汤、通脉四逆汤、汤熨法四方，"变症"用养胃汤、半夏橘皮汤、橘皮汤、代赭旋覆汤、橘皮竹茹汤等十七方，并将"方"与"法"关联，赋予每一首"方"以"法"来规范，如苏砂平胃散为温中通阳法，附子理中汤为复阳消阴法，通脉四逆汤为甘热回阳法，橘皮竹茹汤为清补止呃法，丁香柿蒂汤为温中降逆法，正阳丹为辟阴正阳法等。此种关联加强了"法"对"方"的指导和规范，可保障临床治疗的规范以及用药的效果。

田宗汉精究"伏阴"理论及临床证治，著《医寄伏阴论》，对"伏阴"的病因、病机、诊治、方药进行了系统论述，并注意与霍乱等病的鉴别，从理论和实践角度完善了中医"伏阴"病理论，丰富了中医疾病学说。

方名索引

总 书 目

I

本　草

鼎刻京板太医院校正分类青囊药性赋

方　书

医便

卫生编

袖珍方

内外验方

仁术便览

古方汇精

圣济总录

众妙仙方

李氏医鉴

医方丛话

医方约说

医方便览

乾坤生意

悬袖便方

救急易方

程氏释方

集古良方

摄生总论

辨症良方

卫生家宝方

寿世简便集

医方大成论

医方考绳愆

鸡峰普济方

饲鹤亭集方

临证经验方

思济堂方书

济世碎金方

揣摩有得集

疢斋急应奇方

乾坤生意秘韫

简易普济良方

名方类证医书大全

南北经验医方大成

新刊京本活人心法

临证综合

医级

医悟

丹台玉案

玉机辨症

古今医诗

本草权度

弄丸心法

医林绳墨

医学碎金

医学粹精

医宗备要

医宗宝镜

医宗撮精

医经小学

医垒元戎

医家四要

证治要义

松厓医径

济众新编

扁鹊心书

V